U0868020

湘西土家药、苗药
炮制手册

周明高　罗远强　吴一振　主编

中医古籍出版社
Publishing House of Ancient Chinese Medical Books

图书在版编目（CIP）数据

湘西土家药、苗药炮制手册 / 周明高，罗远强，吴一振主编 . -- 北京：中医古籍出版社，2025. 3.

ISBN 978-7-5152-2906-5

Ⅰ. R297.3-62；R291.6-62

中国国家版本馆 CIP 数据核字第 2024MY2919 号

湘西土家药、苗药炮制手册

周明高　罗远强　吴一振　主编

责任编辑　吴　迪

封面设计　艺点锦秀

出版发行　中医古籍出版社

社　　址　北京市东城区东直门内南小街 16 号（100700）

电　　话　010-64089446（总编室）　010-64002949（发行部）

网　　址　www.zhongyiguji.com.cn

印　　刷　北京市泰锐印刷有限责任公司

开　　本　880mm×1230mm　1/32

印　　张　7.625

字　　数　185 千字

版　　次　2025 年 3 月第 1 版　2025 年 3 月第 1 次印刷

书　　号　ISBN 978-7-5152-2906-5

定　　价　38.00 元

湘西土家药、苗药炮制手册

编 委 会

主　编　周明高　罗远强　吴一振

编　委　丁晓娟　王　洪　石长旺　龙贵梅
刘恒言　吴一振　吴双贵　吴兴伟
李　进　李　轩　李思迪　李淑靖
周佳妮　周　顺　徐玉辉　盛益华
彭　勇　彭　瑶　彭晓媛　谭军宁
熊　鑫　袁　勋

前言

湘西一般指湘西土家族苗族自治州，地处湖南省西北部，系湘、鄂、渝、黔四省、市交界之地，属少数民族聚居地，以土家族、苗族聚居为主，少数民族人口达200多万。土家族、苗族先民们在长期的生活、生产实践中，积累总结形成了独具特色的土家医药、苗医药理论体系，指导着民族医药匠人们整病用药。湘西地区有着得天独厚的气候环境，民族药资源非常丰富，土家药、苗药应用品种多达300多种，也形成了独具特色的药材加工炮制技术，但在实际使用中都是凭借师父的口授相传和个人经验进行加工炮制，没有统一规范的加工标准可依，给后来学习传承民族医药的工作者们带来了极大的不便。

为全面、系统挖掘整理湘西地区独具特色的土家药、苗药炮制方法，总结前人炮制和临床应用实践经验，避免相关特色炮制技术和方法遗落民间造成失传，不断丰富土家药、苗药的炮制内涵和内容实质，促进土家药、苗药特有的采收、加工、炮制技术形成规范体系，真正意义上推动土家药、苗药传统炮制方法和技术的保护、传承及推广应用。在湖南省中医药管理局科研项目（编号 B2023144）和湘西土家族苗族自治州科技重大专项（编号 2020SF1001）的支持下，本书编写团队通过对周边民族医药从业者们的走访调研和与民族医老药匠们的交流，搜集整理了 200 多种土家药、苗药及其特色加工炮制方法，包括中医药传统的和民族特有的，如净制法、切制法、炒制法、炙法、煅制法、蒸制法、煮制法、埋制法、熏制法、汗渍法、佩干法、磨制法、泡制法、烧灰法、榨油法、腌制法、露制法、晒制法等。本书收载了 204 种常用土家药、苗药的炮制加工方法，每味药从名称、土家药名、苗药名、来源及入药部位、炮制方法、成品性状、性味、功能主治（土家医、苗医）、用法用量、注意、贮存等方面进行了描述，便于民族医药爱好者们学习借鉴，利于土家药、苗药加工炮制的规范化，益于湘西地区民族药的开发应用。

本书在编写中所能参考的文献有限，以调研搜集整理的资料为主。同时，为保留民族医药的特色，书中沿用了部分苗医、土家医的习惯用语。因此，书中可能存在一些不妥之处，敬请各位专家和民族医药爱好者们提出宝贵意见，以便完善和提高。

编者

2023 年 3 月

目 录

湘西地区土家药、苗药习用炮制方法概述

湘西土家医、苗医常用药物及其炮制

一 画

二 画

三　画

四　画

五 画

六 画

七　画

八　画

九　画

十　画

十一画

十二画

十三画

十四画

十五画

湘西地区土家药、苗药习用炮制方法概述

湘西地处云贵高原东部的武陵山区，位于湖南省西部，属亚热带季风湿润气候，境内自然条件优越，动植物资源极为丰富，是土家族、苗族的世代居住地。土家族、苗族人民在长期的生活实践中，为护卫身体健康，形成了深厚且独特的土家医药、苗医药文化。在医疗实践中，土家族和苗族医药人员非常注重对所使用药物的炮制加工，以利于储藏使用和减轻不良反应及增强疗效。为了传承和发展湘西土家族、苗族常用药物传统的炮制技艺和方法，近年来，以湘西土家族苗族自治州民族中医院为代表的民族医药工作者们对湘西地区土家药和苗药常用的炮制方法进行了系统的调研和挖掘性整理。现对湘西地区土家药、苗药习用的炮制方法进行概述。

土家药、苗药的采集

土家药、苗药多为植物类药材，为了方便、及时、起效迅速，民族医药匠人们多使用生药、鲜药，现采现用。土家医、苗医对药物的采集也有一定的要求，强调植物药要在药效作用

显著时采集。如根类药宜在植株茂盛至翌年抽苗前采集，茎叶宜在生长旺盛期采集，花类宜在待开放时采集，果实在初熟期采集，芽力求娇嫩鲜美，皮类以浆汁富足的为好。土家医、苗医用药非常注重采药的季节性，并认为许多药物全株都有相同的功效，可根据不同季节选用不同的部位，一般是："春用尖叶夏花枝，秋采根茎冬挖蔸（根），乔木多取茎皮果，灌木适当用全株，鲜花植物取花苞，块根植物取根头，须根植物地上采，草本藤本全株收。"春夏用花、叶、枝，秋冬用茎、根、果。因为春季为花开时节，全株精华集于花、叶中；夏季植物的枝叶茂盛，精华集于其枝、叶、皮中；秋季叶凋果熟，果中集药效之大成；而秋冬时节植物精华也移至根、茎之中，取用正当时。其目的都是根据季节和病情的不同选择最佳部位入药。对于动物、矿物药，如虫、禽、兽要注意储藏保管，防止腐烂，腐败者不能入药；矿物、金属宜剔净杂质，炮制加工后使用。

土家药、苗药的加工炮制

湘西地区土家药、苗药资源丰富，采集方便，部分临时采收鲜用，但为了保证一年四季有药可用，对于受季节限制较大或采集不便的药物需要进行一定的加工和贮备，需对药物进行适当的炮制加工，使其干燥、利于储存、缓和药性、降低毒性、增强疗效等。土家医、苗医对一般药物的加工方法较为简单，一般是将采集的药物洗净、切碎、晒干即可。如对大的块根类药材（如牛血莲、百味莲、白药子等），将其鲜药洗净后切片晾干，或用线穿成串挂干，而对一些名贵稀有的块根类药材则采用"佩干法"进行干燥，如铁灯台、八角莲、半截烂等，采集洗净擦干后，装入小药包中，放在贴身处，利用人体体温将药物干燥，经过这样干燥的药物色泽光亮，质量较好，经久不变。对一些药物，为了适于临床应用或达到增效减毒的作用，则根据传统方法进行一定的加工和炮制。常用的炮制方法有：炒法、炙法、煮法、蒸法、煅法、水飞法、发酵法等。土家医、苗医匠人们传统特色的炮制方法还有如："童子尿泡法"，即将药材洗净投入童子尿中浸泡 5 ～ 7 天，取出切片干燥，如童子尿泡铁灯台、苦瓜莲、草乌等；"石灰水制法"，如石灰水制蛇苞谷（天南星）、三步跳（半夏）、乌兜（草乌）；"开水烫淋法"，将药物（如八角香等）采集洗净后盛在箩筐内，用开水冲烫，以减其毒或使果实不开裂；"子母灰煨埋"法，如火灰煨烫半夏、乌头等；"瓦片焙法"，将药物放在加热的瓦片上烘焙，达到降低毒性，利于干燥的目的，如瓦片焙蜈蚣、山螃蟹（全蝎）等；用豆腐煮砒石再外用可减轻其毒性并增强止腐生肌之效；煅炭法制茶枯等以减轻其毒性。另外，还有火燎法、火焙法、夜露法、汗渍法、乳制法等。如用汗渍法炮制的了哥王能降低其毒性且增强其清解热毒的功效。

一、土家药、苗药传统炮制方法

湘西医匠们常用的炮制方法有：炒法，包括清炒、加辅料炒。炙法，一般都加辅料炙，有液体辅料和固体辅料。煅法，分明煅法、煅淬法和闷煅法三种。蒸法，分加辅料蒸和不加辅料蒸制。煮法，将药材用水直接加热煮或加辅料煮制。煨法，有加辅料煨及药材直接煨制法。焙法，一般是将药材直接用火焙制。制霜法，有将药材制成松散粉末或加工成结晶性粉末两种霜制法。水飞法，对某些矿物药采用水飞法炮制。发酵法，主要是发酵乳制品。干馏法，用火加热容器内的药材使其干馏出药液。此外，还有独具特色的泡制法、埋制法、熏制法、露制法、汗渍法、佩干法、磨制法、烧灰法、榨油法、腌制法、制酱法、晒制法等多种。现分别列举如下。

（一）净制与切制

净制理论自明代开始至清代才逐渐趋于完整。明代《本草蒙筌》云："有剜去瓤免胀，有抽去心除烦。"清代《修事指南》云："去芦者免吐，去核者免滑，去皮者免损气，去丝者免昏目，去筋脉者免毒性，去鳞甲者免毒存也。"净制主要采用喷淋、刷洗、淘洗等方法对药材进行清洗并去除泥土、河沙等，再通过挑选、筛选、风选、漂洗等，去除非药用部位以达到药材净度标准及质量标准要求，提升其品质。同时，也利于对药材进行分级，形成不同的药材规格，为药品生产加工提供优质的原料。

1. 净制是药材切制、炮炙或调剂、制剂前，选取规定的药用部位，除去非药用部位和泥沙等杂质及霉变品、虫蛀品等，使其达到净度标准的炮制方法。净制为药材炮制的第一道工序，是民族药材制成饮片或制剂前的基础工作。药材通过净制主要可以达到以下目的：

（1）除去杂质及虫蛀、霉变品以达到药用净度标准。主要是去除产地采集、加工、贮运过程中混入的泥沙杂质、虫蛀及霉变品等。

（2）除去非药用部位使调配时剂量准确或减少服用后的不良反应。除去非药用部位包括去掉粗皮、除去芦头、挖去瓤囊、抽去芯等。

（3）分离不同药用部位，使功效不同的部位各自发挥更好的药效。如麻黄茎和根均能入药，但两者功效不同，茎能发汗解表，根能止汗，故须分离，分别药用；莲子心（胚芽）和肉的作用不同，莲子心能清心热，而莲子肉能补脾涩精，故也须分别入药。

（4）进行分档，便于切制和炮炙。对于同种药材，不同个体在大小、粗细和长短等方面均存在差异，在药材切制前的软化环节需进行分档，以利于控制软化程度，便于切制，还有利于进一步炮制时控制火候，以保证饮片的质量。如铁灯台、红白二丸、八角莲、半夏、草乌、天麻等。

2. 切制是将净制后的药材进行软化，并切成一定规格的片、丝、块、段等，以供临床调配处方或生产成药的过程。饮片切制历史悠久，古称“㕮咀”，指以口咬碎。早在汉代，医学家张仲景即很重视药用部位、品质和修治，在其著作《金匮玉函经》中指出，药物“或须皮去肉，或去皮须肉，或须根去茎，又须花须实，依方拣采，治削，极令净洁”。《五十二病方》中载有“细切”“削”“刌”等，即指切制。据记载，南宋末年杭州已有制售“熟药圆散，生药饮片”的作坊了。清代吴仪洛在《本草从新》一书中的柴胡项下，指出“药肆中俱切为饮片”。土家族、苗族药匠们也对采集回来、净制后的药材进行切制处理，切制的目的如下：

（1）便于有效成分煎出。由于药材切制成饮片后，与溶媒的接触面增大，故可提高有效成分的煎出率。饮片具有“细而不粉”的特点，可避免药材细粉在煎煮过程中的糊化、粘锅等现象。

（2）便于炮炙。药材切制成饮片后，在炮炙时便于控制火候，使其受热均匀，还有利于药物与各种辅料的均匀接触和吸收，提高炮炙效果。

（3）利于调配和制剂。药材切制成饮片后，体积适中，方便配方。在制备液体剂型时，利于有效成分煎出；制备固体剂型时，便于进一步粉碎，从而使处方中的药物比例相对稳定。

（4）便于对性状相似的药材进行鉴别。切制成一定规格的片型，显露药材内部组织结构特征，有利于鉴别，防止混淆。

（二）炒法

炒法是指将净选或切制后的药物置于预热容器内，连续加热，并不断翻动或搅拌，使之达到规定程度的炮制方法。根据炒制时是否加辅料，分为清炒法和加辅料炒法。

1. 清炒：清炒是指将药物放入适当的容器中加热炒至一定程度的方法，又分为炒黄、炒焦、炒炭。如清炒石榴花（苗医）、清炒（焦）蛇不过（土家医）、清炒（炭）山乌龟（土家医）。

2. 加辅料炒：加辅料炒是指将药物加适当的辅料放入容器中加热炒至一定程度的方法。如土家医用米炒土党参、米炒隔山消等。石灰炒大黄（土家医）：用石灰炒制能增强大黄的收敛止血作用。麸炒隔山消：麸炒隔山消能降低其毒副作用，增强其健脾补虚的作用等。灶心土炒隔山消（土家医）：灶心土炒隔山消能增强其健胃导滞的作用。糠炒白药子（苗医）：用糠炒白药子片能增强其燥湿功能，降低毒副作用。童子尿炒八角莲（土家医）：童子尿炒的八角莲片，能增强其活血疗伤之功效。

（三）炙法

炙法是将药物通过加热手段使液体辅料（包括酒、醋、蜂蜜、芝麻油、茶籽油、药物汁、盐水、雪水、乳汁、童子尿等）渗入药材内部，或与药材发生作用，再加热至一定程度的方法。

1. 蜜炙法：如蜜炙矮地茶（苗医）、蜜炙鸟不站（土家医）。

2. 姜炙法：如姜汁炙小杆子（土家医）、姜汁炙水菖蒲（土家医）。

3. 油炙法：如羊脂炙淫羊藿（土家医）、腊猪油炙地锦草

（土家医）、油炙穿山甲[①]（苗医）。

4. 盐炙法：如盐炙土牛膝（土家医），可以引药入肾，增强补腰强肾之功效。

5. 醋炙法：如醋炙肥猪头（商陆）（土家医、苗医）、醋炙黄药子（土家医、苗医）。醋炙药物的目的是引药入肝，增强其活血止痛的效果，以及降低毒性、缓和药性、矫味矫嗅。

6. 酒炙法：如酒炙三百棒（土家医），能增强其活血化瘀、散寒止痛的作用。酒炙的目的是改变或缓和药性，引药上行，增强药物活血通络的作用，矫味矫嗅。

7. 童子尿炙法：如童子尿炙山苦瓜（土家医、苗医）、童子尿炙八角莲（土家医、苗医），能降低药物毒性，减少副作用。

8. 乳汁炙法：如牛乳炙山药（土家医）能增强其滋补作用，用于产后体弱、消化不良等症；人乳炙茯苓（苗医），能增强其健脾补中的作用。

（四）蒸法

将净选或切制后的药物加辅料或不加辅料置蒸制容器内隔水加热至一定程度的方法称为蒸法。运用蒸法的目的是改变药物性能，扩大用药范围，降低或消除药物毒性，缓和药性，减少副作用，增强疗效，产生新的作用，保存药效，利于贮存，便于软化切片等。将待蒸的药物洗净，并按大小分开，质地坚硬者可先用水浸润 1 ～ 2 小时以加强蒸制的效果；与液体辅料同蒸者，可利用该辅料润透药物，然后将洗净润透或拌匀辅料后润透的药物置笼屉或铜罐等蒸制容器内，隔水加热至所需程度取出。蒸制时间一般视药物而定，短者 1 ～ 2 小时，长者数

---

① 在 2020 年版《中华人民共和国药典》中，穿山甲未被继续收载。本书列出仅供研究参考。

十小时，有的要求反复蒸制。其中，不加辅料蒸者为清蒸，加辅料蒸者为加辅料蒸，如加酒者称为酒蒸，加醋者称为醋蒸；直接接触流通蒸气蒸者称为直接蒸法，药物在密闭条件下隔水或隔蒸气加热者称间接蒸法，又称炖法。

1. 清蒸法：蒸八角莲、蒸儿多母苦（天冬）。

2. 加辅料蒸法：蒸黄精、蒸女贞子、蒸何首乌等。

（五）煮法

将净选或切制、破碎后的药物加辅料或不加辅料置适宜容器内，加适量清水共煮至一定程度的方法，称为煮法。煮制可使药物软化、便于切片、降低毒性、缓和药性、增强疗效。煮制的操作方法因各药的性质、辅料种类及炮制要求而异，主要有清水煮和加辅料煮。如白酒煮鸡蛋（土家医）：用苞谷酒或其他白酒将鸡蛋煮熟，去壳内服，主治由龋齿引起的牙痛。其他还有如水煮乌头、醋煮莪术、醋煮延胡索等。

（六）煅法

煅法旨在通过高温加热处理，改变药物的理化性质，使其质地变得疏松，有利于粉碎和煎熬，从而减少或消除药物的副作用，提高疗效。煅法分明煅、煅淬、闷煅或扣锅煅等多种。

1. 明煅法：是将药材直接置于无烟火中煅烧，或将药材置于耐火容器内煅烧的方法。如明煅石膏（土家医、苗医），能产生新的收敛作用，利于粉碎，便于使用。

2. 煅淬法：是将药材按明煅法加热至红透，趁热投入定量淬液或冷水中，使之骤然冷却而变得酥脆的方法。如醋淬无名异（土家医、苗医），用醋淬的无名异易于粉碎和煎出有效成分，土家族民间将其用于跌打损伤、痈疖、疮疡等。醋煅陈砂罐（土家医），土家族民间用醋煅陈砂罐粉与其他药物合制成丸剂，治疗乙型肝炎疗效好。

3. 闷煅法：将药材置于一大锅内，上面扣一较小的锅，连接处用泥或黄泥封严，然后加热将药材制成炭状的方法，也称扣锅煅。闷煅人指甲、头发（土家医），能使药物产生新的作用。

（七）焙法

焙法也叫烘焙法，是将净制或切制后的药物用文火直接或间接加热，使之充分干燥的炮制方法。焙法主要适合于某些昆虫或其他药物。焙法可使药物充分干燥，便于粉碎和贮存。湘西的土家药匠和苗药匠习惯将盛有药物的瓦片置于火上，通过加热使其干燥，如瓦片焙蜈蚣、全蝎（苗医），能降低其毒性，便于粉碎。

（八）煨法

煨法是指将净制或切制后的药物用湿面皮或湿纸包裹，或将药物均匀摊置于吸油纸上，隔层分放，进行加热处理，或将药物与麦麸或其他辅料同置炒制容器内用文火加热，或将药物放入子母灰中加热至规定程度的方法，如麦麸煨、面裹煨、滑石粉煨、纸裹煨、子母灰煨。煨制是为了减少药物中挥发性及刺激性成分，从而降低副作用，增强疗效，缓和药性，分为加辅料煨制法和药材直接煨制法。如面煨木香（苗医）：煨制木香，去其燥性，缓和行气作用并增强止泻作用，用于泄泻腹痛。姜汁醋面煨肉豆蔻（土家医）：主治脾虚久痢。子母灰煨乌头（苗医、土家医）、煨半夏（苗医）、煨半截烂（土家医、苗医）：炮制后降低药物毒性。还如土家医的煨甘草、煨冬瓜，苗医的煨天麻、煨肥猪头、煨甘草，等等。

（九）露制法

是将药材放于室外，让其日晒夜露，使药物干燥的方法。如露制冬股子（土家医）。

（十）泡制法

是指将药材投入液体辅料中浸泡一定时间后取出使用，以降低其毒性和副作用，如童子尿泡铁灯台、苦瓜莲（土家医、苗医），雪水泡乌头、八角莲（土家医、苗医）。

（十一）制霜法

将药材脱去油脂或胶质，加工制成松散粉末，或析出结晶状粉末的方法，称为制霜法。如瓜蒌子霜（土家医），瓜蒌子制霜后去除了大部分油脂，降低了其滑肠的作用；百草霜（土家医、苗医）。

（十二）水飞法

水飞法是利用粗细粉末在水中悬浮性不同，将不溶于水的药材与水共研，经反复研磨和分离制备成极细腻粉末的方法。矿物药采用水飞法除去杂质，便于使用，如水飞朱砂、雄黄、滑石等。另外，水飞过的百草霜，能降低辛燥之性，变为凉性，用于治疗蛾子（蛾子又名喉蛾，为土家医疾病的七十二病证之一，以一侧或两侧的蛾子肿大、疼痛、有黄白色脓点，吞咽困难为主症，常伴发烧。相当于西医的急性扁桃体肿大）等症。

（十三）发酵法

发酵法是将不同的药物按比例混合，置于一定湿度和温度中，使其发酵的方法。发酵法可以改变药物原有的性能，产生新的疗效，扩大药用范围，还可以增强某些药物的疗效。

（十四）干馏法

干馏法是将药材置于一定容器内（不加水），直接加热烘烤达到一定温度，使之产生汁液，收集其汁液以作药用的一种炮制方法，如制竹沥（苗医）。

（十五）磨制法

是指用药物在清水或液体辅料中磨取浓汁用于治病的方法。

如醋磨铁灯台汁外涂，治疗疱疮肿毒等。

（十六）其他民族特色炮制方法

1. 埋制法：雪水埋制一枝黄花（苗医）。

2. 熏制法：硫黄熏土党参（土家医）、烟熏乌梢蛇（苗医）。炮制时忌用火烘。

3. 汗渍法：汗渍法是将某种药物长时间紧贴腰部皮肤固定，让汗水自然渗入药材的炮制方法。汗渍药材能降低其毒性，缓和药性，增强赶火败毒之功。如汗渍苦瓜莲。

4. 烧灰法：用药物烧灰治病的方法。主要取其收敛之性。如将马鞭草置于火中烧成灰，治疗瘀积下血。

5. 佩干法：是将药物放入贴身的布袋内，凭借体温使其干燥的方法。常用于某些珍贵的药物，如佩干竹节三七等。

6. 晒制法：如晒松节油（苗医），将含树脂的松节放在太阳下直晒数日，直至晒出油状物，取油状物备用。

7. 烤制法：药物加辅料或不加辅料，直接放在火上烤制的方法。如烤胎盘，取净制后的胎盘用火直接烤干，使其质地酥脆，研末备用。

8. 腌制法：盐花椒腌牛肉（土家医）。

二、土家药、苗药常用的炮制辅料

民族药在炮制过程中加入辅料，使药物的药性和功效在炮制后发生改变。民族药炮制辅料品种多，常用辅料一般分为两大类。一是液体辅料，常用的有动物及人乳，动物或人的尿液，醋及陈醋，酒及陈白酒，动物胆汁，动物脂肪及脂肪提炼的动物油，米泔水，用药物加工而成的药水，盐水，黑豆汁，雪及冰融化的水，石灰水，用鲜葡萄发酵制成的醋汁，植物果实提炼的油，动物肉煮熬的汤等 15 大类液体辅料。二是固体辅料，有黄土及灶心土，白矾，河砂，麦麸或大米，豆腐，蛤粉，生姜及干姜，白糖及红糖，艾叶，青稞，火硝，面粉，苋菜籽，绿豆，红枣，甘松，白蜡等几十种。下面举例介绍。

（一）液体辅料

1. 酒：酒作为民族药物炙、蒸、煮的常用辅料，有“酒为百药之长”之说。土家族、苗族炮制药物一般使用白酒或米酒。酒味甜、辛，性温（大热），具有活血通络、祛风散寒、行药势和矫味矫嗅的作用。对药物进行酒制后，有助于其有效成分的析出而增加疗效，动物药经酒制后可起到矫味矫嗅的作用。如酒煨七叶莲（土家医），是将七叶莲用酒炒后，再用酒糟与七叶莲一同煨暖，外用。酒制八月瓜，酒制后能增强药物补肾强腰的作用。

2. 醋：醋常被用作药物炙、蒸、煮的辅料，一般用米醋，以存放时间长久者（陈醋）为佳。米醋味酸、苦，性温，具有引药入肝、理气止痛、散瘀止痛、行水消肿、解毒、止血、矫味矫嗅的作用。药物经醋制后有利于提高有效成分的溶出度，提高疗效，动物药经醋制后可起到矫味矫嗅的作用，药物经醋制后还能降低毒性。如醋制头顶一颗珠（土家医），降低了药物的温燥之性，增强温经止痛的作用，用于治疗痛经；醋制牛血莲，有降低毒性的作用；醋制一枝蒿（苗医），能增强其活血祛瘀、止痛的作用。

3. 蜂蜜：由蜜蜂所酿的蜜。蜂蜜的品种比较复杂，以枣花蜜、山白蜜、刺槐蜜、菜花蜜、荞麦蜜、荆花蜜、桉树蜜等为多，一般多为混合蜜。采自石楠科植物或杜鹃花、乌头花、夹竹桃花、光柄山月桂花、山海棠花、雷公藤花等有毒植物的蜜有毒，不可用作炮制辅料。蜂蜜生则性凉，故能清热；熟则性温，故能补中；以其味甜而平和，故能解毒；柔而濡泽，故能润燥；缓可去急，故能止痛；气味香甜，故能矫味矫嗅；不冷不燥，得中和之气，故十二脏腑之病，无不宜之，因而认为蜂蜜有调和药性的作用。如蜜炙土当归（土家医、苗医），能增强补虚润肺的作用。

民族药炮制多使用炼蜜，炼蜜有嫩蜜、中蜜、老蜜之分，炮制辅料主用中蜜。即将生蜜加适量水煮沸，滤过，去沫及杂质，加热至105～110℃，含水量在17%～20%，相对密度在1.37左右。蜂蜜经炼制后可除去杂质，破坏酶类，杀死微生物，降低水分含量，利于保存和保证蜜制品质量。

蜂蜜春夏存放易发酵、起泡，可以加少量生姜片盖严，或低温贮存。蜂蜜不能用金属容器贮藏，因铁易和蜂蜜中的糖类成分发生反应，锌易与蜂蜜中的有机酸相互作用，均可产生有毒物质。

4. 食盐水：食盐水为食盐的结晶体加适量水溶化，经过滤而得的澄明液体，主含氯化钠，尚含少量的氯化镁、硫酸镁、硫酸钙等。食盐色白，味咸，无可见的外来杂物，无苦味、涩味，无异臭。食盐是应用历史悠久的传统药物，其味咸，性寒，能强筋骨、软坚散结、清热、凉血、解毒、防腐，并能矫味。药物经食盐水制后，能引药入肾，改变药物的性能，增强药物的作用，如盐制土牛膝（土家医）等。

5. 乳汁：乳汁是指健康人或动物的乳汁，味甜，性温，具有补元阳、补真阴、补血润燥的作用。乳汁在土家族、苗族药物炮制中也作为一种辅料，常选用牛乳、羊乳和人乳。如牛乳制土党参（土家医），能增加其滋补作用，用于产后气血不足。

6. 尿液：一般是指10岁以内健康儿童的尿液，称作“童子尿”。童子尿性偏寒，味咸，具有滋阴降火、凉血散瘀、解毒的作用。用童子尿浸泡或浸润药材后捞出加工，如童子尿制山苦瓜（苗医），能降低其苦寒之性；童子尿制八角莲，能降低其毒性；童子尿制红白二丸（土家医），能增强其止血消肿的功效；童子尿制江边一碗水，能增强其赶火败毒之功。

7. 胆汁：是指新鲜的猪胆汁、羊胆汁。胆汁性大寒，味极苦，具有清肝明目、利胆通肠、解毒消肿、润燥的功效。以胆汁为辅料炮制的药物，如猪胆汁制黄连（苗医），胆汁制后能增强其清热泻火、凉肝定惊的作用，用于治疗风火牙痛、口舌生疮等；猪胆汁制蛇苞谷（土家医、苗医），能增强其清热解毒、利胆之功效。

8. 动物油：以动物油为辅料炮制的药物，如羊脂油炙淫羊藿（土家医），能增强其温肾助阳的作用；鸡油制三七（苗医），用鸡油将三七片炸至酥脆，能消除三七的散血作用，增强其补益生新的作用，主要用作补品；白面油（白面狸的油脂）制五谷虫（土家医），能增加药物的消除作用；腊猪油制地锦草可以增强其止血作用。

9. 植物油：指茶籽、菜籽、芝麻、花生、核桃仁、桐籽等植物果实的油。除桐油外，其他几种均可食用。如核桃油炸穿山甲（苗医）、茶油炸血余（土家医）、芝麻油制白花蛇（土家医）。

10. 米泔水：第二遍淘米水。米泔水性寒，味甜，具有清热凉血、利尿的功效。用米泔水作辅料炮制药材能降低药物的辛燥之性，如米泔水制石菖蒲（土家医），用米泔水炮制石菖蒲能降低其辛燥之性，增加健脾功能。

11. 药汁：用某些药物加工成水剂作为辅料炮制民族药。如生姜汁为姜科植物鲜姜的根茎经捣碎取汁，与生姜渣再加适量水共煎去渣而得的黄白色液体。姜汁味辛，性温，具发表、散寒、温中、止呕、开痰、解毒的功效。以姜汁制药物能抑制其寒性，增强疗效，降低毒性。甘草水，是指甘草加水煮制的液体。甘草水性平，味甜，具有补脾和中、缓急、润肺、解毒、调和药物等功效，甘草水制胎盘（土家医），炮制后能降低腥味，增强补气的作用。还有药汁如茶叶水、薄荷水、侧柏叶汁等。茶叶水制鸡蛋（苗医），茶叶水煮的鸡蛋能增强其消食作用；侧柏叶汁制大麦（土家医），能增强其健脾消食功能，具有延年益寿的作用。

其他的液体辅料还有石灰水、吴茱萸汁、萝卜汁等，一般根据土家医、苗医临床应用需要而选择使用。

（二）固体辅料

1. 土：一般用灶心土，为久经柴草烧炼的土灶中心的结块部分，又称伏龙肝，也可用陈壁土、黄土、赤石脂等代替灶心土。灶心土味辛，性温，具有温中和胃、止血止呕、涩肠止泻的作用，与药物共制后可降低药物的刺激性，增强疗效。土炒药物的目的是增强其补脾止泻的作用，如灶心土炒白术、四叶参、山药（土家医）等。

2. 米：一般用稻米或糯米，稻米味甜，性平，具补中益气、健脾和胃、除烦止渴、止泻痢的作用，与药物共制可增强药物疗效，降低药物毒性和刺激性，还能矫正异味。如米炒隔山消（苗医），米炒后增强其健脾和胃的作用；米炒土党参（土家医），增强其补中益气的作用；米炒乌桕皮（土家医），能降低毒性，减轻药物的苦味。米糠也是土家医、苗医药物的炮制辅料，作用与米相似。

3. 麦麸：为禾本科植物小麦经磨粉过筛后的种皮。麦麸味甜、淡，性平，具和中益脾的作用，与药物共制能缓和药物的燥性，增强疗效，除去药物的不良气味，增加药物色泽。麦麸还能吸附油质，亦可作为煨制的辅料。常用麦麸炮制的药物有隔山消、土党参、四叶参、枳壳、枳实、白术、山药等。

4. 滑石粉：为单斜晶系鳞片状或斜方柱状的硅酸盐类矿物滑石经精选净化、粉碎、干燥而制得的细粉，为白色或类白色，细腻、无砂性的粉末，手摸有滑腻感。滑石粉味甜，性寒，具有利尿通淋、清热利湿、解暑的作用。以滑石粉为辅料炒制药物可使药物受热均匀，质地酥脆，利于粉碎和有效成分的溶出，利于制剂。与药物共制还可降低药物的毒性，增强疗效及矫正药物的不良气味，如滑石粉炒鱼鳔胶、水蛭及刺猬皮等。

5. 河沙：主要成分为二氧化硅。炮制用河沙，应筛选粒度均匀适中的，经淘洗去净泥土、杂质后，晒干备用。一般多用"油沙"，即取干净、粒度均匀的干燥河沙，加热至烫后，再加入1%～2%的植物油，翻炒至油烟散尽，河沙呈油亮光泽时取出备用。应用河沙作为药物炮制的辅料，主要是做中间传热体，利用其温度高、传热快，使药物质地酥脆，或使药物膨大鼓起，便于粉碎和利于有效成分的溶出。此外，利用河沙温度高及矫味矫嗅等作用，破坏部分毒性成分从而降低药物的毒副作用，以及去除非药用部位。常用河沙烫炒的药物有巴岩姜、金毛狗脊、穿山甲、刺猬皮、鸡内金、马钱子等。

6. 子母灰：为草木燃烧后留下温度较高的灰烬，其性温，味微辛，具有强筋骨、利关节、收敛止血的功效。子母灰煨半截烂（土家医、苗医），能降低半截烂的毒性，缓解其辛燥之性；子母灰煨草乌（苗医、土家医），能增强其祛风除湿的功效，降低草乌生用的毒性，避免毒副作用的发生。

7. 面粉：为大麦经磨碎去掉麸皮的粉，味甜、咸，性凉，具有和胃去滞、利水通淋的功效。面粉制肉豆蔻（土家医），能降低药物毒性，降低催吐作用，增强其泻下作用；面煨木香（苗医），能去其燥性，缓和其行气和止泻的作用。

8. 豆腐：为豆科植物大豆的种子粉碎后经特殊加工制成的乳白色块状固体。豆腐味甜，性凉，具益气和中、生津润燥、清热解毒的作用。豆腐具有较强的沉淀与吸附作用，与药物共制后可降低药物毒性，去除杂质。常与豆腐共制的药物有硫黄、藤黄等。

9. 白矾：指明矾矿石经提炼而成的白色晶体。白矾性寒，味酸，具有收敛、解毒、祛痰、杀虫、燥湿、防腐的功效。白矾制生姜（土家医），外用主治牙痛、疮疡久不结痂。

其他固体辅料还有白蜡、绿豆、吸油纸等，可根据药物的特殊性质和用药要求而选用。如蜡制龟板（土家医），经蜡制的龟板便于粉碎，使有效成分易于煎出。

湘西土家医、苗医常用药物及其炮制

一　画

1. 一枝蒿

【土家药名】克西那直　ker xix lax zir

【苗药名】芮赊挨　reib shed nged

【来源】菊科蓍属植物蓍 *Achillea millefolium* L. 的全草。夏、秋二季花未开放时采割，鲜用或晒干。

【炮制】

一枝蒿　取原药材，除去杂质，抢水[①]洗净，润透，切段，干燥。

醋炒一枝蒿　取一枝蒿饮片放入锅中，边炒边加醋，拌炒至微黄时，取出晾干。

【成品性状】

一枝蒿　为不规则的小段，茎、叶、花混合。茎表面棕黄

① 抢水洗是将药材投入清水中，快速洗涤并及时取出的一种净制方法。

色，略紫，密生柔毛，有顺向纵纹及纵沟，切面白色，中空。叶鞘卷缩，灰绿色或棕黄色，叶缘裂片细小如蜈蚣足。花呈半球形，枯黄棕色。气微弱，味微苦。

醋炒一枝蒿 形同一枝蒿，茎切面偶见黄色，叶偶见焦黑点，有醋气。

【性味】

土家医 性微冷，味辣、苦、涩。

苗医 性平，味苦、酸。

【功能主治】

土家医 疗伤接骨，收敛止血，败毒消肿，赶风止惊，除湿止痛。主治跌打骨折，外伤出血，蛇畜咬伤，小儿抽风，风气病，疡子，疱疮肿毒。

苗医 疏风健胃，活血祛瘀，通经活络。主治跌打损伤，痞块肿痛。

【用法用量】

土家医 内服：水煎服或泡酒，10 ～ 15g。外用：鲜品敷。

苗医 内服：煎汤，10 ～ 15g。外用：煎水洗，捣敷或泡酒搽。

【注意】孕妇慎服。

【贮存】置阴凉干燥处。

2. 一支箭

【土家药名】日阿那致 rax naf zif

【苗药名】芮秀筛 reib xoub sheit

【来源】本品为瓶尔小草科植物心叶瓶尔小草 *Ophioglossum reticulatum* L.、瓶尔小草 *Ophioglossum vulgatum* L.、柄叶瓶尔小草 *Ophioglossum petiolatum* Hook. 及狭叶瓶尔小草 *Ophioglossum* *thermale* Kom. 的干燥全草。春、夏季采挖带根全草，去泥土，洗净，晒干或鲜用。

【炮制】取原药材，抢水洗净，沥干，切段，干燥。

【成品性状】

心叶瓶尔小草 根茎短，圆柱形，棕黄色，着生多数黄色或棕黄色细长的肉质须根。叶自基部生出，柄长，柄下部绿黄色，上部绿色，至总柄 1/3 处生出的叶无柄。叶片皱缩，绿色，展平后呈阔卵圆形，顶端钝无小突尖，边缘皱波状，基部心形，叶脉网状。孢子囊穗自总柄顶端生出，淡黄色，排列成 2 行。气微，味淡。

瓶尔小草 叶狭卵形或长圆状卵形，先端钝圆或锐尖，基部长楔形。

柄叶瓶尔小草 叶宽卵形至卵状长圆形，顶端有小突尖，基部近圆形。

狭叶瓶尔小草 叶披针形或长圆状倒披针形，基部狭楔形。

【性味】

土家医 性热，味辣、苦。

苗医 性冷，味苦、微甜。

【功能主治】

土家医 赶风镇痛，活血疗伤，败毒消肿。主治风湿骨痛，跌打伤痛，枪伤，毒蛇咬伤等。外用治“木蛇开口”（指头疖）、痈疖疔毒、带状疱疹。

苗医 清热解毒，活血祛瘀，止痛。主治痈肿疮毒，疥疮，毒蛇咬伤，烧烫伤，瘀滞腹痛，跌打损伤，胃痛，小儿高热。

【用法用量】

土家医 内服：水煎，10 ～ 15g，或捣汁，或泡酒。外用：适量，捣敷。

苗医 内服：煎汤，15 ～ 30g。外用：适量鲜品捣烂，或煎水洗，或研末调敷。

【贮存】置通风干燥处。

3. 一包针

【土家药名】阿妈安额阿 ax max anx ngax

【苗药名】芮夺咀 reib duox jul

【来源】菊科植物鬼针草 *Bidens pilosa* L.、婆婆针 *Bidens bipinnata* L. 或金盏银盘 *Bidens biternata*（Lour.）Merr. & Sherff 的干燥地上部分。夏、秋季开花盛期，收割地上部分，晒干或鲜用。

【炮制】取原药材，除去杂质，洗净，切段，干燥。

【成品性状】本品呈不规则的段。茎类方形或近圆柱形，外表皮黄绿色至黄褐色或略带淡紫色，具细纵棱，切面边缘淡棕黄色，中央髓部白色。叶多皱缩破碎，暗绿色，两面被毛，边缘锯齿状，或有不规则的细尖齿或钝齿。头状花序。瘦果扁条形，具棱。气微，微苦或味淡。

【性味】

土家医 性冷，味辣、苦。

苗医 性冷，味苦。

【功能主治】

土家医 败毒消肿，赶风定晕，赶火消暑，除湿止泻。主治蛾子，头晕病，跳山症，热泻症。

苗医 清热，解毒，利湿，健脾。主治时行感冒，咽喉肿痛，黄疸肝炎，暑湿吐泻，肠炎，痢疾，肠痈，小儿疳积，血虚黄肿，痔疮，蛇虫咬伤。

【用法用量】

土家医 内服：水煎，15 ～ 30g。外用：适量，煎水洗。

苗医 内服：煎汤，9～30g。外用：适量，捣敷或煎水洗。

【注意】孕妇禁用。

【贮存】置干燥处。

4. 一朵云

【土家药名】拖芀那致 tov ger naf zif

【苗药名】芮涨徕 reib zhangs leb

【来源】本品为阴地蕨科植物阴地蕨 *Sceptridium ternatum*（Thunb.）Lyon 及薄叶阴地蕨 *Sceptridium daucifolium*（Wall.ex Hook. & Grev.）Y. X. Lin 的干燥全草。冬、春二季采挖，除去杂质，干燥或鲜用。

【炮制】取原药材，除去杂质，切中段，干燥，筛去灰屑。

【成品性状】为中段。茎直径 2～3mm，表面棕褐色或灰褐色。根直径 1.5～2.5mm，棕褐色，具横皱纹，切面白色，粉性。有叶柄，棕黄色，上部分 2 枝，营养叶扁平而扭曲，淡红棕色，具纵条纹，叶片卷缩，黄绿色，展平后呈宽三角形，三回羽状分裂，侧生羽叶 3～4 对，孢子叶黄绿色，有的脱落或仅留叶柄。气微，味微甜。

【性味】

土家医 性微寒，味甜、微苦。

苗医 性微冷，味甜、微苦。

【功能主治】

土家医 平肝息风，明目退翳，清肺止咳，清热解毒。主治小儿高热，惊搐癫狂，目赤翳障，肺热咳嗽，疮疡肿毒，毒蛇咬伤。

苗医 润肺止咳，补血漏。主治肺热咳嗽，百日咳，声哑，感冒。

【用法用量】

土家医 内服：水煎，6～15g，鲜品可用至15～30g。外用：适量，捣敷。

苗医 内服：煎汤，干品6～12g，鲜品15～30g。外用：适量，捣烂敷。

【注意】虚寒、体弱及腹泻者禁服。

【贮存】置阴凉干燥处。

5. 一点白

【土家药名】忙泽二拉 manr cer ef iax

【苗药名】芮务玛 reib ub max

【来源】萝藦科萝藦属植物萝藦 *Cynanchum rostellatum*（Turcz.）Liede & Khanum 的全草。7月至8月采收全草，晒干或鲜用。

【炮制】取原药材，除去杂质，抢水洗净，润透，切段，干燥。

【成品性状】为不规则的小段，根、茎、叶混合。根细长，浅黄棕色。茎圆柱形，表面黄白至黄棕色，折断面常中空，木部发达，可见数个小孔。叶皱缩。气微，味甘平。

【性味】

土家医 性微冷，味甜、淡。

苗医 性微热，味甜、淡。

【功能主治】

土家医 赶风败毒，健脾消食，通络催乳，透湿止带。主治毒蛇咬伤，奶痈，走胎，缺奶，摆白病（土家医疾病三十六妇女病之一，症见阴门流出白色清稀或黄色黏稠之物，腥臭，可伴腰腹疼痛不适或阴痒等），癫狗咬伤，疡子，疮疖。

苗医 补益精气，通乳，消肿解毒。主治虚损劳伤，阳痿，带下，乳汁不通，丹毒疮肿，蛇虫咬伤。

【用法用量】

土家医 内服：水煎，30 ～ 50g。蛇虫咬伤用新鲜全草捣烂挤汁内服，外敷患处。

苗医 内服：煎汤，15 ～ 60g。外用：鲜品适量，捣敷。

【注意】孕妇禁用。

【贮存】置阴凉干燥处。

6. 一点血

【土家药名】名灭大那 minf miev dab nab

【苗药名】阿店扯 Reib diand xeb

【来源】马兜铃科植物管花马兜铃 *Aristolochia debilis* Siebold & Zucc. 的根。10 月至 11 月茎叶枯萎时挖取根，除去泥土，晒干或鲜用。

【炮制】除去杂质，洗净，润透，切片，晒干。

【成品性状】本品根呈圆柱形或稍扁的厚片，直径 0.5 ～ 1.5cm。表面黄褐色或灰棕色，有纵皱纹及须根痕。质坚脆，折断面形成层环隐约可见，皮部淡黄色，木射线宽广，乳白色，木质部束淡黄色，呈放射状，导管孔明显。香气特异，味苦。

【性味】

土家医 性微冷，味辣、苦。

苗医 性冷，味辣、苦。

【功能主治】

土家医 赶气消肿，赶火除湿，活血止痛，赶风通筋。主治胃气痛，霍乱吐泻，血阻瘀痛，肿节风，胆石症等。

苗医 清热解毒，行气止痛。主治毒蛇咬伤，疮疡疖肿，胃疼痛，肠炎痢疾，腹泻，风湿性关节疼痛，痛经，跌打损伤。

【用法用量】

土家医 内服：水煎，3 ～ 6g，或研末，0.3 ～ 0.5g。外用：鲜品适量，捣敷。

苗医 内服：煎汤，3 ～ 6g，或研末，每次 1.5 ～ 3g，每日 2 ～ 3 次。外用：适量，鲜品捣敷。

【注意】有小毒，使用时不可过量。

【贮存】置通风干燥处。

7. 一窝蛆

【土家药名】斗笔那统 doux dir nax tongx

【苗药名】韭菜抽 jout ceab ncoud

【来源】百合科植物肺筋草 *Aletris spicata*（Thunb.）Franch. 的全株。四季采全草，除去泥沙，晒干或鲜用。

【炮制】取药材，除去杂质，淋润，切段，干燥。

【成品性状】本品呈不规则段，根、茎、叶及花混合。根茎短，须根丛生，须根上着生多数白色细小块根，习称“金线吊白米”。叶灰绿色，全缘。花莛被毛，花棕黄色。蒴果呈倒卵状三棱形。气微，味淡。

【性味】

土家医 性微冷，味甜、苦。

苗医 性冷，味苦。

【功能主治】

土家医 健胃赶食，赶火止咳，驱蛔杀虫，败毒消肿。主治小儿疳积，肺热咳嗽，蛔虫病，风火牙痛等。

苗医 清热，润肺止咳，活血调经，杀虫。主治咳嗽，咯血，百日咳，喘息，肺痈，乳痈，腮腺炎，经闭，缺乳，小儿疳积，蛔虫病，风火牙痛。

【用法用量】

土家医 内服：水煎，30 ～ 50g，杀虫可用至 150g。

苗医 内服：煎汤，干品 10 ～ 30g，鲜品可用至 60 ～ 120g。外用：适量，捣烂外敷。

【贮存】置通风干燥处。

二　画

1. 七叶参

【土家药名】业尔他胆 nier ex tax danx

【苗药名】览卜刀广 hleat pul daox ghuangl

【来源】葫芦科植物绞股蓝 *Gynostemma pentaphyllum*（Thunb.）Makino 的干燥地上部分。夏、秋季采收，洗净，晒干或鲜用。

【炮制】取药材，除去杂质，稍润，切段，干燥。

【成品性状】本品呈不规则的段。茎纤细，黄绿色至淡棕色，有棱。叶多皱缩，灰绿色，完整叶展平后掌状复叶多为 5 片，小叶膜质，边缘有锯齿，叶脉被疏毛。有时可见果实，圆球形，直径约 6mm。气清香，味微苦后甘。

【性味】

土家医 性微热，味甜、微苦。

苗医 性冷，味苦。

【功能主治】

土家医 补虚养血，益气固脱，壮肾摄精，赶寒止痛。主治气血不足，气虚欲脱，劳尿积，缩阴症等。

苗医 清热解毒，止咳祛痰，益气养阴，生津，安神。主治体虚乏力，虚劳失精，心悸气短，眩晕头痛，慢性气管炎，胃肠炎。

【用法用量】

土家医 内服：水煎，30 ～ 50g，或泡茶饮。

苗医 内服：煎汤，15 ～ 30g，或研末，3 ～ 6g，或泡茶饮。外用：适量，捣烂涂搽。

【贮存】置通风干燥处。

2. 七叶莲（七角风）

【土家药名】克尔业龙风 kex nier longf

【苗药名】炯叉龙 jongs chad nux

【来源】五加科植物鹅掌柴 *Heptapleurum heptaphyllum*（L.）Y. F. Deng 的干燥茎。秋末、冬初采集，干燥。

【炮制】

七叶莲 除去杂质，洗净，切段，干燥，筛去灰屑。

酒煨七叶莲 将七叶莲切成片，同适量酒糟，用芭蕉叶包好煨暖，或将七叶莲用酒炒亦可。治跌打损伤，酒糟煨七叶莲敷患处。

酒、醋、盐、姜四制七叶莲 将七叶莲片用前述 4 种汁液同泡 2 小时，捞出放入锅中炒至焦黄，取出晾干，备用。

【成品性状】

七叶莲 本品茎呈类圆形或椭圆形，不规则的厚片或段，直径 0.5 ～ 5cm，外表皮灰白色至灰暗棕色，可见黄色点状皮孔，有细纵条纹，切面白色至淡黄白色，有的可见髓部中空。气微香，味微甜。

酒煨七叶莲 形同七叶莲，具酒气。

酒、醋、盐、姜四制七叶莲 形同七叶莲，具酒、醋、姜气味。

【性味】

土家医 性热，味辣。

苗医 性热，味辣、微甜。

【功能主治】

土家医 赶风除湿，活血止痛。主治风湿痹痛，胃痛，跌打骨折，外伤出血。

苗医 祛风除湿，活血止痛。主治风湿痹痛，胃痛，头痛，牙痛，脘腹疼痛，痛经，产后腹痛，跌打骨折，疮肿。

【用法用量】

土家医 内服：水煎，9～15g。外用：适量，泡酒或研粉外敷。

苗医 内服：煎汤，10～15g。外用：适量，煎汤洗，或鲜品捣烂外敷。

【注意】孕妇慎用。

【贮存】置通风干燥处。

3. 八月瓜

【土家药名】八烈光 baf liex guanx

【苗药名】比勾吒 bid goul nazl

【来源】本品为木通科植物木通 *Akebia quinata*（Houtt.）Decne.、三叶木通 *Akebia trifoliata*（Thunb.）koidz.、白木通 *Akebia trifoliata* subsp. *australis*（Diels）T. Shimizu 的果实。秋季果实成熟时采收，晒干。

【炮制】

八月瓜 将八月瓜洗净，闷润至透，切片晒干。

姜炒八月瓜 将干八月瓜片放锅内炒热，边加生姜边炒至微黄，取出晾干备用。

酒炒八月瓜（土家族） 取生用片置锅内炒热加酒喷炒至微黄色。

【成品性状】本品呈卵圆形厚片。外表皮土棕色，有不规则纵皱网纹。质坚实而重，切面果肉白色，粉性。种子多数，略呈三角形，紫红色，表面略平坦。气微香，味苦。

【性味】

土家医 性平，味甜、涩、苦。

苗医 性冷，味甜、涩。

【功能主治】

土家医 补肾强腰，升提固脱，涩肠止泻，驱蛔杀虫。主治肾虚腰痛，吊茄子（子宫脱垂），水泻，蛔虫病等。

苗医 疏肝和胃，活血止痛，软坚散结。主治脘腹、胁肋胀痛，阴缩，疝气疼痛，经闭痛经，瘿瘤，瘰疬。

【用法用量】

土家医 内服：水煎或泡酒，10～15g。

苗医 内服：煎汤，9～15g，大剂量可用 30～60g，或浸酒。

【注意】孕妇慎用。

【贮存】置通风干燥处。防虫、防霉。

4. 八角莲

【土家药名】叶克莲 yer kex lianr

【苗药名】八股舍 bat guot sheib

【来源】小檗科植物八角莲 *Dysosma versipellis*（Hance）M. Cheng 的根茎。秋、冬季采挖，除去泥沙，洗净，晒干或鲜用。

【炮制】

八角莲 取药材，除去杂质，洗净，润透，切厚片，干燥。

童便制八角莲（土家医） 取八角莲加童便浸 7 日，取出洗净，切片晒干（童便量以浸没药材为宜）。

蒸制八角莲（土家医） 取生品蒸半小时，再晒干备用。

醋炒八角莲（土家医） 取八角莲饮片放入锅中，炒热，边炒边喷洒醋，炒至微黄取出（八角莲 100kg，醋 15kg）。

【成品性状】

八角莲 本品为不规则的厚片。外表皮黄棕色至棕褐色，皱缩，有的可见残缺圆形凹状茎痕或同心圆状排列的环节，有的可见圆点状须根痕或残余须根。切面浅红黄色、浅棕黄色或黄红色。质硬而脆，易折断，有的呈角质样。气微，味苦。

童便制八角莲 形同八角莲，微有尿腥气。

蒸八角莲 形同八角莲，切面角质样明显。

醋炒八角莲 形同八角莲，有炒后的香气和微弱的醋气。

【性味】

土家医 性微冷，味苦、辣、麻。有小毒。

苗医 性平，味苦、辣。有毒。

【功能主治】

土家医 赶火败毒，消肿镇痛，活血疗伤，利尿排石。主治毒蛇咬伤，全身疼痛，跌打筋伤，尿石症，压劳（为土家医疾病七十二病证之一。以干瘦、个子矮小、生长迟缓或停滞不长等为特点，因背挑过重，或身体未发育成熟而久负重载所致），鸭姑劳（为土家医疾病七十二病证之一。以声音嘶哑如鸭子叫、喉咙痒、形体消瘦、干咯、经常反复发作为特点的病症。相当于土喉结核），疮毒。

苗医 清热解毒，化痰散结，祛瘀消肿。主治痈肿，疔疮，瘰疬，蛾子，跌扑损伤，蛇咬伤。

【用法用量】

土家医 内服：水煎，3～10g，或研粉，或磨汁，或泡酒。外用：适量，捣敷或泡酒揉。

苗医 内服：煎汤，6～12g。外用：适量，研粉调敷，捣敷，或磨汁，或浸酒涂敷。

【注意】

土家医 孕妇禁服，体质虚弱者慎服。

苗医 本品有毒，不宜超量使用。孕妇禁用，儿童忌用。

【贮存】置通风干燥处，防虫蛀。

5. 九牛造

【土家药名】给拢务席克查 gex longx wuf xir ker car

【来源】卫矛科植物扶芳藤 *Euonymus fortunei*（Turcz.）Hand.-Mazz. 的带叶茎枝。春、夏季采收带叶茎枝，晒干。

【炮制】取药材，除去杂质，洗净，润透，切段，干燥。

【成品性状】茎枝常有不定根，呈圆柱状，有纵皱纹，略弯曲，直径 3～10mm，茎棕褐色，表面粗糙，有较大且突起的皮孔。枝灰褐色，有细疣状密集皮孔，幼枝灰褐色，扁圆柱形，有细密微突起状皮孔。质坚硬，不易折断，断面不整齐。单叶对生，叶片薄革质，略皱缩，灰绿色或黄绿色，完整叶片展开后主要为椭圆形或宽椭圆形，长 2～10cm，宽 1～6cm，边缘有细锯齿，叶脉两面隆起，侧脉每边 5～6 条，叶柄长 2～5mm。聚伞花序，花 4 数。蒴果近球形，果皮无刺。气微，味淡。

【性味】土家医 性冷，味辣、苦。

【功能主治】土家医 赶风除湿，活血通经，舒筋缓急，赶火止痛。主治风湿骨节痛，中风偏瘫，小腿抽筋，胃脘痛等。

【用法用量】土家医 内服：水煎，30 ～ 100g。外用：适量，煎水洗。

【注意】孕妇忌服。

【贮存】置干燥处。

6. 九头狮子草

【土家药名】科巴给布狮子席可查 kox bax gex bux six zix sir ker car

【苗药名】芮狮子 reib shid zit

【来源】本品为爵床科植物九头狮子草 *Peristrophe japonica*（Thunb.）Bremek. 的全株。夏、秋季采收全草，除去杂质，晒干或鲜用。

【炮制】取原药材，除去杂质，洗净，切中段，晒干。

【成品性状】为中段。根须状，浅棕褐色。茎暗绿色，被毛有棱，节膨大。叶对生，有柄，叶片多皱缩，展平后呈卵形，卵状长圆形或披针形，宽 3 ～ 4cm。先端渐尖，基部横形，全缘。聚伞花序，叶状苞片 2 片，大小不等，花冠常脱落。气微，味微苦、涩。

【性味】

土家医 性凉，味辣、微苦。

苗医 性冷，味辣。

【功能主治】

土家医 活血疗伤，赶火止惊，败毒消肿。主治跌打损伤，小儿惊风，锁喉风，毒蛇咬伤等。

苗医 祛风清热，凉肝定惊，散瘀解毒。主治感冒发热，肺热咳喘，肝热目赤，小儿惊风，咽喉肿痛，痈疖肿毒，乳痈，蛇虫咬伤，跌打损伤。

【用法用量】

土家医 内服：水煎，10 ～ 30g。外用：适量，鲜品捣烂外敷。

苗医 内服：煎汤，15 ～ 30g。外用：适量，鲜品捣烂外敷。

【贮存】置通风干燥处。

7. 儿多母苦（天冬）

【土家药名】被日业可克欸 bif rir neir ko x keix

【苗药名】叽拜脚 jid bed jaos

【来源】百合科植物天门冬 *Asparagus cochinchinensis*（Lour.）Merr. 的块根。秋、冬季采挖，除去茎基和须根，蒸或煮透，除去外皮，干燥。

【炮制】取原药材，除去杂质及油黑色枯条，迅速抢水洗净，稍润，切中段，干燥，筛去碎屑。

【成品性状】呈类圆形段片。表面黄白色至淡黄棕色，半透明，有黏性，角质样，中柱黄白色。气微，味甜、微苦。

【性味】

土家医 性冷，味甜、微苦。

苗医 性冷，味甜、微苦。

【功能主治】

土家医 润肺止咳，生精助孕，润肠通便，生津止渴。主治肺痨干咳，不孕症，肠燥便秘，干渴劳等。

苗医 补肺精，润肠胃，利咽补水。主治肺胃干热，咳嗽吐血，咽喉肿痛，消渴，便秘。

【用法用量】

土家医 内服：水煎，15 ～ 30g，单方可用至 60g。外用：适量，鲜品捣敷。

苗医 内服：煎汤，6 ～ 12g，或熬膏，或入丸、散剂。

【注意】气温高时防止发酵。虚寒泄泻及外感风寒致嗽者，皆忌服。

【贮存】置通风干燥处，防霉、防蛀。

三 画

1. 三爪风（蛇莓）

【土家药名】窝看克思 wox kanf kex six

【苗药名】比干能 bid giand nenb

【来源】本品为蔷薇科植物蛇莓 *Duchesnea indica*（Andrews）Focke 的干燥全草。夏、秋季采收，洗净晒干或鲜用。

【炮制】取药材，除去杂质，洗净，切段，晒干。

【成品性状】为中段。根茎粗短。全体有白色绢毛。叶互生，掌状复叶，小叶 3 片，完整叶片展平后呈菱状卵形，边缘具钝齿，顶生小叶较大，侧生二小叶较小。花黄色，花柄通常长于叶柄，柔软，被疏长毛。果序球形或长椭圆形，棕色至棕褐色。气微，味微酸。

【性味】

土家医 性冷，味苦。

苗医 性冷，味苦。有小毒。

【功能主治】

土家医 赶火败毒，消肿止痛，凉血止血，除湿退黄。主治疔疮肿毒，湿热泻痢，摆白病，痛经等。

苗医 清热解毒，凉血止血，散瘀消肿，止咳。主治热咳，久咳热病，惊痫，感冒，痢疾，黄疸，目赤，口疮，咽痛，痄腮，疖肿，毒蛇咬伤，吐血，崩漏，月经不调，烫火伤，跌打肿痛。

【用法用量】

土家医 内服：水煎，15～30g，或捣汁。外用：适量，鲜品捣敷或研末调搽。

苗医 内服：煎汤，9～15g，鲜品30～60g，或捣汁饮。外用：适量，捣烂外敷或研末撒患处。

【注意】孕妇、儿童、年老体弱及虚寒体质者忌服。

【贮存】置阴凉干燥处。

2. 三叶青

【土家药名】阿尔 ar ev

【苗药名】难久丈 lant joub zhangx

【来源】葡萄科崖爬藤属植物三叶崖爬藤 *Tetrastigma hemsleyanum* Diels et Gilg 的块根。全年可采挖，除去泥土，洗净、晒干或鲜用。

【炮制】

三叶青 取三叶青药材洗净，用清水润透，切厚片，干燥，筛去灰屑。

三叶青粉 取三叶青饮片，粉碎成细粉，外用。

【成品性状】

三叶青 为类圆形或不规则形的厚片，直径0.7～2.5cm。

外表皮棕褐色，多数较光滑，或有皱纹，少数具皮孔状的小瘤状突起，有的具残留须根。质硬而脆，切面平坦而粗糙，粉性，类白色或淡粉色。气微，味微甘。

三叶青粉 为灰棕色粉末。气微，味微甘。

【性味】

土家医 性冷，味微苦、咸。

苗医 性冷，味微苦。

【功能主治】

土家医 败毒消肿，赶火止痉，抗痨杀虫，软坚散结。主治毒蛇咬伤，猴儿疱，高热抽风，肺痨病，疡子，跌打筋伤，疮毒。

苗医 清热解毒，活血止痛。主治白喉，小儿高热惊厥，肝炎，痢疾，毒蛇咬伤，跌打损伤。

【用法用量】

土家医 内服：水煎，10 ～ 30g。外用：适量，研末敷患处。

苗医 内服：煎汤，9 ～ 15g。外用：适量，泡酒或研粉外敷。

【注意】孕妇禁服。

【贮存】置通风干燥处。

3. 三加皮

【土家药名】他爬所欸 tax par sox eix

【苗药名】布岔龙 bud chad nux

【来源】五加科白簕 *Eleutherococcus trifoliatus*（L.）S. Y. Hu 的根或根皮。秋、冬季采挖，除去泥土，洗净，晒干或鲜用。

【炮制】取原药材，除去杂质，洗净，润透，切段，干燥。

【成品性状】

根 呈段状，圆柱形，或呈类圆形横切片或斜切片，直径

0.3 ～ 3.5cm。表面淡灰色至灰褐色，稍粗糙。切面黄白色，微呈放射状纹。气微香，味微辛、微苦、涩。

根皮 呈不规则的片状或浅槽状，长短不一，厚 0.1 ～ 0.3cm。外表面灰色，内表面灰褐色，有细纵纹。味微辛、微苦、涩。

【性味】

土家医 性热，味辣、苦、淡。

苗医 性冷，味苦、辛。

【功能主治】

土家医 赶风除湿，活血疗伤，利尿排石，温胃散寒。主治风湿骨痛，跌打损伤，风湿身痛，风湿关节炎，骨折，肺痈，尿路结石，胃脘冷痛等。

苗医 清热解毒，祛风利湿，活血舒筋，止咳。主治感冒发热，咽疼，头痛，咳嗽胸痛，黄疸，石淋，带下，风湿关节炎，筋骨拘挛麻木，跌仆骨折，痄腮，乳痈等。

【用法用量】

土家医 内服：水煎，15 ～ 30g。外用：适量，鲜品捣敷。

苗医 内服：煎汤，15 ～ 30g，大剂量可用至 60g，或泡酒。外用：适量，研末调敷，捣烂外敷或煎水洗。

【注意】孕妇慎用。

【贮存】置干燥处，防蛀。

4. 三百棒（飞龙掌血）

【土家药名】铺借拉皮灭尔 puf jief lax pir miev ex

【苗药名】杜恰垌 ndut qab jongx

【来源】芸香科植物飞龙掌血 *Toddalia asiatica*（L.）Lam. 的干燥根或根皮。全年可采挖，除去泥土，洗净，晒干。

【炮制】

三百棒 取三百棒药材洗净，用清水润透，切厚片，干燥，筛去灰屑。

酒炒三百棒 取三百棒饮片放入锅中，炒热，喷洒白酒，炒至微黄取出（三百棒 100kg，米酒 15kg）。

童便炒三百棒（苗医） 取三百棒片加童便浸 3 日，取出置锅中微炒至干（三百棒 100kg，童便 200kg）。

三百棒粉（土家医） 取三百棒片，粉碎成细粉，外用。

【成品性状】

三百棒生品 呈圆形厚片。表面深黄棕色至灰棕色，粗糙，具明显细纵纹及多数呈类圆形或长椭圆形稍凸的白色皮孔，栓皮脱落处露出棕褐色或浅红棕色的皮部。质坚硬，切面黄棕色。气微，味辛、苦，有辛凉感。

酒炒三百棒 形同三百棒，偶见焦斑，有酒气。

童便炒三百棒 形同三百棒，微有尿腥气。

三百棒粉 为灰色粉末，味辛、苦，有辛凉感。

【性味】

土家医 性热，味辣、麻、微苦、涩。

苗医 性热，味辣、苦。

【功能主治】

土家医 疗伤接骨，除湿通经，赶气活血，赶风止痛。主治筋伤骨折，风气病，麻症，头风痛，肚痛，疔疮。

苗医 散血止血，祛风止痛，消肿解毒。主治跌打损伤，风湿疼痛，劳伤吐血，外伤出血，疮疖肿痛，毒蛇咬伤。

【用法用量】

土家医 内服：水煎，15 ～ 30g。外用：适量，研末或鲜品捣敷。

苗医 内服：煎汤或泡酒，10 ～ 30g。外用：适量，研粉撒或调敷。

【注意】 孕妇禁用。

【贮存】 置干燥处，防潮、防霉、防蛀。

5. 三尖杉

【土家药名】 喜杉 xir sanx

【苗药名】 豆脊掖 dut jib vud

【来源】 三尖杉科植物三尖杉 *Cephalotaxus fortunei* Hook. 的干燥枝叶。全年可采，除去杂质，晒干。

【炮制】 取原药材，除去杂质，喷淋清水，润透枝条，切段，干燥。

【成品性状】 小枝对生，基部有宿芽鳞。叶螺旋状排成 2 列，常水平展开，披针状条形，长 4 ～ 13cm，宽 3 ～ 4mm。叶先端尖，基部楔形或宽楔形，上面深绿色，中脉隆起，下面中脉两侧有白色气孔带。气微，味微涩。

【性味】

土家医 性寒，味苦、涩。有毒。

苗医 性冷，味苦。

【功能主治】

土家医 清热凉血，败毒散结，抗肿瘤。主治目赤，风疹，疮疡，恶性淋巴瘤，白血病，肺癌，胃癌，上颌窦癌，子宫平滑肌肉瘤，食管癌，直肠癌等。

苗医 收敛止血，驱虫，消积，清热解毒，抗癌。主治内脏出血，恶性淋巴瘤，白血病，肺癌，胃癌，食管癌，直肠癌。

【用法用量】

土家医 内服：水煎，10 ～ 30g。

苗医 内服：煎汤，10 ～ 15g。

【贮存】置通风干燥处。

6. 三两金（开喉箭）

【土家药名】科所支 kox sox zix

【苗药名】芮玛尼 reib mlang nil

【来源】本品为紫金牛科植物朱砂根 *Ardisia crenata* Sims 或百两金 *Ardisia crispa*（Thunb.）A. DC. 的干燥根及根茎。秋、冬二季采挖，除去泥沙，晒干。

【炮制】

三两金 取原药材，除去杂质，洗净，润透，切段，晒干。

酒炒三两金 取三两金段，用酒淋湿拌匀，微润，炒干，即得。酒制后增强散瘀止痛作用。

醋三两金（土家医） 取三两金淋醋适量，稍润，取出，晾干。

甘草、薄荷水制三两金 取三两金饮片用甘草、薄荷水同泡30小时，取出阴干。

【成品性状】

三两金 本品呈不规则的段。外表皮灰棕色或棕褐色，可见纵皱纹，有横向或环状断裂痕，皮部与木部易分离。切面皮部厚，约占 1/3 ～ 1/2，类白色或粉红色，外侧有紫色斑点散在，木部黄白色，不平坦。气微，味微苦，有刺舌感。

酒炒三两金 形同三两金，有酒气。

醋三两金 形同三两金，有醋气。

甘草、薄荷水制三两金 形同三两金，味凉，微甜。

【性味】

土家医 性微冷，味苦、辣。

苗医 性微寒，味苦、辛。

【功能主治】

土家医 赶火败毒，消肿生肌，活血疗伤，赶风除湿，明目退翳。主治蛾子，跌打损伤，目肿云翳，毒蛇咬伤等。

苗医 清热解毒，散瘀止痛，祛风除湿。主治咽喉肿痛，扁桃体炎，心胃气痛，劳伤吐血，跌扑损伤，风湿骨痛。

【用法用量】

土家医 内服：水煎，3 ～ 9g。外用：适量，研末外敷。

苗医 内服：煎汤，3 ～ 15g，或研末服。外用：适量。

【贮藏】置干燥处。

7. 三角风

【土家药名】热书二拉此巴 ref sux ef lax cix bax

【苗药名】览大苏 hleal dab shud

【来源】五加科植物中华常春藤 *Hedera nepalensis* var. *sinensis*（Tobler）Rehder 的干燥茎叶。全年可采，鲜用或切段晒干。

【炮制】取原药材，除去杂质，洗净，切段，干燥。

【成品性状】本品为长短不一的段，圆柱形或不规则形，表面棕褐色，有的具裂纹，栓皮脱落处红棕色，质硬，不易折断，断面纤维性，皮部红棕色，可见纤维呈断续环状排列，木部宽广，有许多小孔成环状排列，淡黄白色射线呈放射状排列。叶片革质，三角状卵形，或三角状长圆形，全缘，先端渐尖，基部楔形，具长叶柄。气微，味淡、微苦。

【性味】

土家医 性热，味苦、淡。

苗医 性冷，味苦。

【功能主治】

土家医 赶风除湿，活血通络，消肿止痛，止血。主治风湿痹痛，瘫痪麻木，面瘫，跌打损伤，吐血，咯血，衄血，湿疹，荨麻疹，无名肿毒。

苗医 祛风解毒，活血止血，消肿止痛。主治风湿痹痛，瘫痪麻木，吐血，咯血，衄血，便血，皮肤瘙痒，湿疹，跌打损伤，无名肿毒。

【用法用量】

土家医 内服：水煎，6 ～ 15g。外用：适量，捣烂外敷或煎水洗。

苗医 内服：煎汤，5 ～ 15g。外用：适量，煎水熏洗，或鲜品捣敷。

【贮存】置干燥处，防潮、防霉、防蛀。

8. 三月泡

【土家药名】看克思 kan kex six

【苗药名】比勾 bid nghoub

【来源】蔷薇科植物山莓 *Rubus corchorifolius* L. f. 的根或嫩茎叶。秋季采挖，除去杂质，洗净，晒干或烘干，或春、夏季采收嫩茎叶，鲜用。

【炮制】取三月泡根，除去杂质，洗净，润透，切片干燥。茎叶切段，干燥或鲜用。

【成品性状】本品根呈类圆形不规则的厚片，表面灰棕色至棕色，粗糙，有明显的纵皱纹，质硬，切面皮部为淡黄色或浅棕色，木部黄白色。气微，味苦、涩。茎圆柱形段，黄绿色。叶皱缩，墨绿色，完整的叶片呈卵圆形，有不整齐重锯齿，被毛。气微，味苦、涩。

【性味】

土家医 性微冷，味苦、涩。

苗医 性平，味苦、涩。

【功能主治】

土家医 涩肠止泻，赶食除积，燥湿止痛，赶火败毒。主治小儿水泻，厌食症，风湿关节痛，白口疮等。

苗医 清热解毒，燥湿，收敛，醒酒止渴，收涩。主治醉酒，痛风，丹毒，烫火伤，遗精，遗尿。

【用法用量】

土家医 内服：水煎，15 ～ 30g，或捣汁。外用：适量，研末或鲜品捣敷。

苗医 内服：煎汤，9 ～ 15g。外用：捣汁敷患处。

【贮存】置通风干燥处。

9. 子上叶（果上叶）

【土家药名】布里嘎尔他 buf lix gar ex tax

【苗药名】比玛帕 bid max ped

【来源】兰科植物云南石仙桃 *Pholidota chinensis* Lindl. 或兰科石豆兰属植物麦斛 *Bulbophyllum inconspicuum* Maxim. 的全草。四季采收，除去杂质，干燥或鲜用。

【炮制】取原药材，除去杂质，喷淋清水，稍润，切段，晾干。

【成品性状】本品呈不规则的短段。根茎表面红棕色，切面黄白色。假鳞茎表面金黄色，具较粗的纵皱纹，切面灰白色。偶见残留叶片。气微，味淡、微苦涩。

【性味】

土家医 性冷，味甜、酸。

苗医 性凉，味甜、微苦。

【功能主治】

土家医 补肾益精，润肺止咳，赶火止惊，活血疗伤。主治无子症，肺痨干咳，月经不调，头晕痛，小儿惊风，牙痛，跌打损伤，风湿痛，关节肿痛等。

苗医 养阴清肺，化痰止咳，行气止痛。主治肺痨咳嗽、咯血，慢性气管炎，慢性咽炎，疝气疼痛，月经不调，疮疡肿痛。

【用法用量】

土家医 内服：水煎，20～30g，鲜品加倍。外用：适量，鲜品捣敷。

苗医 内服：煎汤，9～30g。外用：适量，研末调敷。

【注意】孕妇忌服。

【贮存】置阴凉干燥处。

10. 土人参

【土家药名】抗苦人参 kanu kux ree senx

【苗药名】芮明期 reib mint nqint

【来源】马齿苋科植物土人参 *Talinum paniculatum*（Jacq.）Gaertn. 的干燥根。秋季采挖，洗净，除去细根，晒干或烘干。

【炮制】取土人参药材，洗净，除去杂质及须根，刮去外皮，蒸透，切厚片，干燥，筛去碎屑。

【成品性状】本品为不规则的类圆形厚片，切面类白色或黄白色，有放射状纹理，角质样。周边黑褐色，有明显的纵皱纹和须根痕。质硬，易折断。气特异，味甘、苦，嚼之口中有黏滑感。

【性味】

土家医 性平，味甜。

苗医 性热，味甜。

【功能主治】

土家医 益气养血，升提固脱，缓急止痛。主治病后体虚，走猴胎，吊茄子，肝气痛等。

苗医 补虚健脾，润肺止咳，调经。主治病后、产后虚弱，月经不调，老年多尿，小儿遗尿，虚热咳嗽，盗汗，自汗，无名毒疮。

【用法用量】

土家医 内服：30 ～ 60g，炖肉服或水煎服。

苗医 内服：煎汤 15 ～ 30g，或泡酒。外用：适量，捣敷，或熬膏涂。

【贮存】置干燥处，防潮、防霉、防蛀。

11. 土当归

【土家药名】是嘎当归 sif gaf danx guix

【来源】伞形科植物紫花前胡 *Angelica decursiva*（Miq.）Franch. & Sav. 的根。秋、冬二季地上部分枯萎时采挖，除去须根，晒干。

【炮制】

土当归 取原药材，除去杂质，洗净，润透，切厚片，干燥。

蜜炒土当归 取炼蜜加适量水化开，加净土当归片拌匀，稍闷，置锅内用文火炒至不粘手，取出，放凉（土当归 100kg，炼蜜 25kg）。

【成品性状】

土当归 呈圆形、类圆形、椭圆形或不规则厚片。表面棕色至黑棕色，可见灰白色横向皮孔样突起和点状须根痕。质硬，断面类白色，皮部较窄，散有少数黄色油点。气芳香，味微苦、辛。

蜜炒土当归 形同土当归，表面颜色加深，可见焦斑，有蜜香气，味甜、微苦、辛。

【性味】土家医 性微冷，味微苦、辣、甜。

【功能主治】土家医 赶火止咳，赶风止痉，除湿止痛，赶气解郁，补血调经。主治热咳症，羊痫疯，风气症，气郁病，血虚经少等。

【用法用量】土家医 内服：水煎，10～30g。外用：适量，鲜品捣敷。

【贮存】置干燥处，防潮、防霉、防蛀。

12. 土大黄

【土家药名】戊恩切 wuf engx qier

【苗药名】芮过溪 reib ghob njint

【来源】蓼科植物羊蹄 *Rumex japonicus* Houtt. 和尼泊尔酸模 *Rumex nepalensis* Spreng. 的根。秋季采挖，鲜用或晒干。

【炮制】

土大黄 取药材，除去杂质，洗净，润透，切厚片，干燥。

酒炒土大黄（土家医） 将土大黄饮片置锅中，边炒边洒酒，炒至微黄时取出。

土炒大黄炭（苗医） 将土大黄饮片置锅中，用中火炒至外表黑褐色时取出，放凉。

【成品性状】

土大黄 本品呈类圆形或不规则的厚片，直径 1 ～ 4cm。外表皮黄褐色至棕褐色，粗糙，具纵皱纹，有时可见横向突起的皮孔。切面灰黄色至灰褐色，皮部狭，木部宽，可见形成层及放射状纹理，有的中心可见空洞。质坚硬。气微，味涩、后稍苦。

酒土大黄 形同土大黄片，偶见焦斑，有酒气。

土大黄炭 形同土大黄片，外表皮黑褐色。

【性味】

土家医 性冷，味酸、苦。

苗医 性冷，味苦、微涩。

【功能主治】

土家医 赶火通便，利胆退黄，除湿止带，凉血止血，败毒止痒。主治火气症，黄疸症，摆白病，血热出血，便血，热结便秘，牛皮癣，跌扑损伤，巴骨流痰，产后胎盘不下。

苗医 清热解毒，凉血止血，杀虫，通便。主治结核咳血，急性肝炎，痢疾，便秘，鼻出血，功能性子宫出血，痔疮出血。外用治疗腮腺炎，神经性皮炎，疥癣，乳痈，疮痈肿毒，烧伤，外伤出血。

【用法用量】

土家医 内服：水煎，10 ～ 15g。外用：适量，煎水洗。

苗医 内服：水煎，9 ～ 15g。外用：适量，捣敷或磨汁涂。

【注意】脾胃虚寒，食少便溏者禁服。

【贮存】置阴凉干燥处。

13. 土牛膝

【土家药名】务吉提克免姐 wuf jir tir ker mianf jiex

【苗药名】芮比脚尤 reib bid jaos yul

【来源】苋科植物土牛膝 *Achyranthes aspera* L. 或柳叶牛膝 *Achyranthes longifolia*（Makino）Makino 的干燥根及根茎。秋、冬季茎叶枯萎后采挖，除去残茎及须根，洗净，晒干。

【炮制】

土牛膝 取原药材，拣去杂质，洗净，润透，切段，晒干。

盐炒土牛膝（土家医） 取土牛膝段，置于锅内加热，边炒边洒 1%的盐水，炒至断面呈微黄色，晾干，即得。

【成品性状】

土牛膝 呈圆柱形段片。表面灰褐色或灰棕色。有的有须根痕和扭曲的纵皱纹。根茎质硬，不易折断，切面纤维性，中空。根质较韧，易折断，断面黄白色，有维管束点散在。气微，味微甘，而后微苦、涩。

盐土牛膝 本品形如土牛膝，切面微黄色，偶见焦斑，有炒后的香气，有盐味。

【性味】

土家医 性冷，味甜、酸。

苗医 性冷，味苦、微酸。

【功能主治】

土家医 活血疗伤，补腰强肾，通脉止痛，赶火败毒，敛疮生肌。主治跌打骨折，产后腰痛，月家劳，坐骨风症，蛾子，边瘫症（为土家医疾病七十二病证之一。以突发半边瘫痪、患侧麻木、口歪、讲话吐词不清等为特点的病症，相当于脑梗死、脑出血后遗症），痛经，经闭，水火烫伤，痈疽。

苗医 活血散瘀，利尿除湿，清热解毒。主治淋证，尿血，经闭，咽喉肿痛，风湿关节痛，疮痈肿毒，水肿，痢疾。

【用法用量】

土家医 内服：水煎，10 ～ 20g，或泡酒，研末，磨水。外用：鲜品适量，捣敷。

苗医 内服：煎汤 10 ～ 15g。

【注意】孕妇忌用，脾胃虚寒者慎用。

【贮存】置阴凉干燥处，防潮、防霉、防蛀。

14. 土党参

【土家药名】若苦党参 rox kux danx senx

【苗药名】芮高茓 reib gaob qanb

【来源】桔梗科植物金钱豹 *Codonopsis javanica*（Blume）Hook. f. 的根。秋季挖取根部，洗净，除去须根，晒干或鲜用。

【炮制】

土党参 取原药材，除去杂质，洗净，润透，切厚片，干燥。

乳制土党参（土家医） 取土党参片置容器内，用牛乳浸 2 小时，取出，同糯米炒至表面微黄色，取出，筛去糯米，即得（土党参片 1kg，牛奶 0.5kg，糯米 1kg）。

【成品性状】

土党参 本品呈类圆形厚片，切面黄白色或类白色，角质样。周边灰黄色或淡黄色，有不规则纵皱纹及疙瘩状突起。质硬，易折断。气微，味微甜。

乳制土党参 本品形如土党参，切面黄白色至浅黄褐色，偶见焦斑，有焦香气。

【性味】

土家医 性平，味甜。

苗医 性平，味甜。

【功能主治】

土家医 补脾养血，强肾固涩，发奶益乳，消水退肿，益气助孕。主治气血不足，肾亏遗精，产后缺乳，水臌症，气虚不孕，虚汗症。

苗医 补肺补肾，补水补漏，通乳。主治虚劳内伤，肺虚咳嗽，脾虚泄泻，乳汁稀少，小儿遗尿，小儿疳积。

【用法用量】

土家医 内服：水煎，10 ～ 30g，单方可用至 100g。

苗医 内服：煎汤，15 ～ 30g，或鲜品 30 ～ 60g。

【注意】不宜与藜芦同用。

【贮存】置干燥处，防潮、防霉、防蛀。

15. 大乌泡

【苗药名】比构爬 bib goub nbeat

【来源】本品为蔷薇科植物大乌藨 *Rubus pluribracteatus* L. T. Lu & Boufford 的干燥叶。夏、秋二季采收，洗净，干燥。

【炮制】取原药材，除去杂质，切丝，干燥。

【成品性状】本品多破碎或皱缩成团。完整叶片展开后近圆形，直径 4 ～ 12cm，掌状 7 ～ 9 裂，顶生裂片不明显 3 裂，先端圆钝或锐尖，基部心形，边缘有不整齐的重锯齿。上面黄绿色，具短柔毛，下面灰绿色，密被茸毛。叶柄圆柱形有刺，长 4 ～ 6cm，质脆，易破碎。气微，味微苦。

【性味】苗医 性冷，味微苦。

【功能主治】苗医 清热解毒，祛风除湿，凉血止血，接骨。主治风湿痹痛，痢疾，腹泻，咳血，妇女倒经，骨折。

【用法用量】苗医 内服：煎汤，15 ～ 30g。

【贮存】置干燥处。

16. 大夜关门

【土家药名】列巴地 lix bav dif

【苗药名】览饱包 lant bad beus

【来源】豆科植物羊蹄甲 *Bauhinia purpurea* L. 的根或藤茎。秋、冬季采收，除去杂质，洗净，晒干。

【炮制】取原药材，洗净，切段，晒干。

【成品性状】本品根呈圆柱形的段，稍扁，大小不一，直径 1 ～ 3.5cm。表面褐色，有细纵皱纹及横长皮孔，并有少数细须根或残留须根痕，有的呈凹沟状。质坚硬，断面皮部褐棕色，木部色稍淡，密布细小孔（导管）。无臭，味涩、微苦。

【性味】

土家医 性平，味涩、苦、甜。

苗医 性微冷，味苦、涩、辛。

【功能主治】

土家医 缩尿止遗，收敛止血，赶气安神，赶风除湿等。主治尿床梦遗，多种出血，气癫，风气病，咳嗽，腰痛，带下病，疝气，睾丸肿痛，阴囊湿疹，疮毒等。

苗医 收敛固涩，解毒除湿。主治咳嗽咯血，吐血，遗尿，尿频，白带，子宫脱垂，痢疾，痹痛，疝气，睾丸肿痛，湿疹，疮疖肿痛。

【用法用量】

土家医 内服：水煎，15～30g，单方可用至120g，或泡酒。外用：适量，鲜叶捣敷。

苗医 内服：煎汤，10～30g，大剂量可用至60g。外用：适量，煎水洗，或捣敷。

【贮存】置通风干燥处。

17. 大接骨丹（烂泥树根皮）

【土家药名】八致聋迫卡 bar zif longx per kar

【来源】山茱萸科植物有齿鞘柄木 *Torricellia angulata* var. *intermedia*（Harms）Hu 或角叶鞘柄木 *Torricellia angulata* Oliv. 的干燥根皮。夏、秋季采挖，剥取根皮，除去泥沙杂质，晒干。

【炮制】土家医 取原药材，除去杂质，喷淋清水，稍润，切段，晾干。

【成品性状】本品呈卷筒状或双卷筒状段片。外表面灰棕色，可见长椭圆形或横长皮孔及纵皱纹。内表面深棕色或棕黑色，具细密纵纹。切面灰棕色或棕紫色。气微，味苦。

【性味】土家医 性热，味辣、苦。

【功能主治】土家医 接骨散瘀，消肿止痛。主治骨折，跌打损伤，风湿腰痛。

【用法用量】土家医 内服：水煎，10～15g。外用：适量，研末调敷。

【贮存】置阴凉干燥处。

18. 小血藤

【土家药名】灭尔二拉被 miev ef iax bif

【苗药名】各细比土包 ghob xib bid tust baod

【来源】木兰科植物铁箍散 *Schisandra propinqua* subsp. *sinensis*（Oliv.）R. M. K. Saunders 的干燥藤茎或根。春、夏、秋季均可采根，夏、秋季采茎，除去泥沙与叶片，晒干。

【炮制】

小血藤 取原药材，除去杂质，洗净，润透，切片或段，低温干燥。

小血藤粉 取小血藤片，干燥，碾为细粉。

【成品性状】

小血藤 藤茎片呈圆形，外表面红棕色或棕褐色，质坚韧。切面皮部易与木部分离，皮部棕褐色，木部粉白色，髓部中央有空心。气香，味微辛凉，嚼之有黏性。根片呈圆形，外表面红褐色或棕红色，质坚，切面皮部厚，灰绿色，木部黄白色。气香，味辛凉，微苦涩，嚼之有黏性。

小血藤粉 细小粉末，棕色。

【性味】

土家医 性平，味辣、甜。

苗医 性热，味辣、微苦。

【功能主治】

土家医 化瘀止痛，活血调经，疗伤接骨，赶风除湿，败毒排脓。主治产后腹痛，月经不调，跌打骨折，风气病，火流痰（类似于现代医学之化脓性骨髓炎），疱肿。

苗医 行气，活血，祛风，止痛。主治跌打损伤，风湿痛，痨伤吐血，经闭，腹痛，痈肿。

【用法用量】

土家医 内服：水煎，15 ～ 30g，或适量制丸、酒剂。外用：适量，研细，酒调外敷。

苗医 内服：煎汤，10 ～ 20g，或泡酒服。外用：适量，煎水洗或捣敷。

【贮存】置干燥处，防潮、防霉、防蛀。

19. 小杆子

【土家药名】杆子被 ganx zix bif

【苗药名】筛汝 sed yut

【来源】为姜科植物山姜 *Alpinia japonica*（Thunb.）Miq. 的根茎。秋后采挖，洗净，晒干。

【炮制】

小杆子 取药材，除去杂质，洗净，润透，切厚片，干燥。

童便制小杆子（土家医） 取小杆子药材，放入童便中浸泡 7 日，取出，用水洗净，切厚片，干燥（小杆子 100kg，童便 200kg）。

姜汁制小杆子（土家医） 取小杆子饮片加生姜汁均匀淋润，炒干（小杆子 100kg，生姜汁 8kg）。

【成品性状】

小杆子 呈类圆形或不规则的厚片。表皮棕色至红棕色或暗棕色，有细密的纵皱纹及灰棕色的波状环节，节间可见圆形的根痕。质坚实，不易折断，切面纤维性，土黄色，黄色中心环（内皮层）明显，中柱约占 1/2。气香，味辛辣。

童便制小杆子 形同小杆子，微有尿腥气。

姜汁制小杆子 形同小杆子，姜的气味更浓。

【性味】

土家医 性热，味辣、微苦。

苗医 性热，味辣。

【功能主治】

土家医 暖中止痛，赶寒发表，赶风除湿，温阳止白，活血疗伤。主治心口冷痛，着凉症，寒咳症，风气病，白浊，跌扑损伤。

苗医 温中散寒，祛风活血，宣肺止咳。主治脘腹冷痛，肺寒咳喘，风湿痹痛，跌扑损伤，月经不调，劳伤吐血。

【用法用量】

土家医 内服：水煎，10 ～ 15g。外用：适量，鲜品捣敷。

苗医 内服：煎汤，3 ～ 6g。外用：适量，捣敷。

【贮存】置阴凉干燥处。

20. 小金刚草

【土家药名】阿八香薷 ar bar xianx rux

【来源】本品为唇形科植物石香薷 *Mosla chinensis* Maxim. 或海州香薷 *Elsholtzia splendens* Nakai ex F. Maek. 的干燥地上部分。夏、秋季花初开时采割，除去杂质，阴干或晒干。

【炮制】取原药材，除去残根及杂质，切中段，晾干。

【成品性状】为中段。茎方形，有节。叶多皱缩，黄绿色或淡黄色，全体密被白色茸毛。花序穗状。气香，味辛而微凉。

【性味】土家医 性微热，味辣、苦。

【功能主治】土家医 赶寒发表，燥湿止泻，赶气消胀，杀虫止痒。主治寒伤风症，水泻症，水痘，肠风下血，虫牙痛等。

【用法用量】土家医 内服：水煎，9～15g。外用：适量，泡酒或研粉外敷。

【注意】孕妇禁用。

【贮存】置干燥处，防潮、防霉、防蛀。

21. 小鱼腊树

【土家药名】虎不卡蒙被 hux bur kar mongr bif

【来源】为木樨科植物小蜡 *Ligustrum sinense* Lour. 的叶。随时摘叶，洗净，鲜用或晒干。

【炮制】取原药材，洗净，干燥。

【成品性状】纸质或薄革质，卵形、卵状椭圆形、长圆形、长圆状椭圆形至披针形，或近圆形。气微，味苦。

【性味】土家医 性冷，味苦。

【功能主治】土家医 败毒消肿，赶火止痛，杀虫止痒。主治水火烫伤，疮疡肿毒，蛇毒咬伤，顽癣，黄疸，痢疾，肺热咳嗽，咳血等。

【用法用量】土家医 内服：水煎，10～30g。外用：适量，鲜品嚼敷，或捣汁外搽，或研末调涂。

【贮存】置干燥处。

22. 小夜关门

【土家药名】席扫巴 xir saox bar

【苗药名】喔八色 ol bax shex

【来源】本品为豆科植物截叶铁扫帚 *Lespedeza cuneata*（Dum.Cours.）G. Don 的全草。夏、秋季采收，除去杂质，晒干或鲜用。

【炮制】取原药材，除去杂质，剥离叶片，洗净，根、茎、枝润透，切短段，干燥。外用取鲜品捣烂成泥状，外敷于患处。

【成品性状】本品为根、茎、叶的混合段，根呈圆柱形，稍扁，大小不一，直径 1 ～ 3.5cm，表面褐色，有细纵皱纹及横长皮孔，并有少数细须根或残留须根痕，有的成凹沟。质坚硬，断面皮部褐棕色，木质色稍淡，密布细小孔。茎圆柱形，表面可见密集叶痕，黄棕色，切面黄白色，可见细小髓部。小叶楔形或线状楔形，长 1 ～ 3cm，宽 0.2 ～ 0.5cm，先端近截形，具小刺尖，基部楔形，上面近无毛，下面密被伏毛。气微，味涩，微苦。

【性味】

土家医 性平，味涩、甜。

苗医 性平，味苦、涩。

【功能主治】

土家医 缩尿止遗，健肚消食，固表止汗，升提固脱，赶风止痒。

苗医 清热，收敛，杀虫，祛风。主治痢疾，溏泻，遗尿，遗精，白带，白浊，夜盲目赤。

【用法用量】

土家医 内服：水煎，30 ～ 50g，单方可用至 100g。外用：鲜品适量，捣烂外敷。

苗医 内服：煎汤，15 ～ 20g，或研粉冲服。

【注意】孕妇忌用，风寒咳嗽者不宜用。

【贮存】置阴凉干燥处。

23. 山木通

【土家药名】抗苦卡二拉 kanr kux kar ef lax

【来源】毛茛科植物粗齿铁线莲 *Clematis grandidentata* (Rehder & E. H. Wilson) W. T. Wang 的干燥藤茎。秋末、冬初采割，除去细枝及叶，洗净，干燥。

【炮制】取原药材，大小分开浸泡，润透，除去栓皮，切片，干燥。

【成品性状】为圆形厚片，直径 2 ～ 3.5cm。表面黄棕色或黄褐色，切断面木部黄白色，可见放射状纹理，其间布满小孔。髓部较小，类白色，质坚硬，不易折断。气微，味淡。

【性味】土家医 性平，味辣、苦。有小毒。

【功能主治】土家医 赶风除湿，利尿消肿。主治风湿痹痛，小便不利，水肿。

【用法用量】土家医 内服：水煎，6 ～ 20g。

【贮存】置通风干燥处，防潮、防虫。

24. 山乌龟

【土家药名】抗苦聋古 kanr kux ronr gux

【苗药名】比酱丹 bid jangl danl

【来源】防己科植物金线吊乌龟 *Stephania cephalantha* Hayata 的块根。秋末、冬初采挖，除去须根、泥土，洗净，切片，晒干。

【炮制】

山乌龟 取原药材，洗净，水浸润透，切厚片，晒干。

糠炒山乌龟（土家医） 取山乌龟片置锅中，加入糠后，文火炒至药材表面微黄色，取出，筛去糠，备用。

山乌龟炭（土家医） 取山乌龟片，放入锅中，武火炒炭存性，晾干。

【成品性状】

山乌龟 为不规则厚片，切面类白色或灰白色，可见数环点状或条状维管束。气微，味苦。

糠炒山乌龟 形同山乌龟片，颜色加深，有焦斑，具焦香味。

山乌龟炭 为不规则厚片，表面焦黑色，内部棕褐色，质脆，气微，味微苦涩。

【性味】

土家医 性冷，味苦、辣。有小毒。

苗医 性冷，味苦、辣。有小毒。

【功能主治】

土家医 赶火败毒，赶气止痛，消肿排脓，赶风止痒，凉血止血。主治痈疮肿毒，毒蛇咬伤，肚腹胀痛，火流痰，风坨，乌斑，风气病，结肠炎。

苗医 清热解毒，祛风止痛，凉血止血。主治咽喉肿痛，热毒痈肿，风湿痹痛，鹤膝风，烧心痛，腹痛，泻痢，吐血，衄血，外伤出血。

【用法用量】

土家医 内服：水煎，6～15g，或泡酒。外用：适量，醋磨涂，或鲜品捣敷。

苗医 内服：煎汤，9～15g，或入丸、散剂。外用：适量，捣烂外敷或研末敷。

【注意】孕妇忌用，脾胃虚寒者慎用。

【贮存】置干燥处，防潮、防霉、防蛀。

25. 山鸡椒根

【土家药名】巴死也 bar sif yer

【来源】樟科植物山鸡椒 *Litsea cubeba*（Lour.）Pers. 的干燥根。全年可采，除去泥土，晒干，或洗净，切片。

【炮制】土家医 取原药材，洗净，润透，切片，晒干。

【成品性状】本品呈圆柱形，下端多分枝，长 20 ～ 60cm，直径 2 ～ 7cm。表面灰棕色，质坚硬，不易折断，皮部浅棕色，较薄，木部灰白色。气香，味微辣。

【性味】土家医 性热，味辣。有小毒。

【功能主治】土家医 赶风除湿，温中止痛，开胃清滞。主治风湿疼痛，偏头痛，牙痛，胃寒腹痛，食滞饱胀，疝气疼痛。

【用法用量】土家医 内服：水煎，5 ～ 10g。外用：适量，煎水洗。

【贮存】置阴凉干燥处。

26. 山苦瓜

【土家药名】克欸致子那土莲 keif zif zix laf tux lianr

【苗药名】代多比丢 deb dob bid tiub

【来源】葫芦科植物王瓜 *Trichosanthes cucumeroides*（Ser.）Maxim. 的干燥块根。秋后采挖，除去须根，洗净泥土，晒干。

【炮制】

山苦瓜 取药材，除去杂质，洗净，润透，切厚片，干燥。

童便制山苦瓜 取净山苦瓜块根，用童便浸泡 7 天，取出，洗净，切厚片，干燥。

【成品性状】

山苦瓜 呈椭圆形或不规则的厚片，外表皮灰褐色，切面黄白色，粉性，有筋脉点。气微，味苦。

童便制山苦瓜 形同山苦瓜，微有尿腥气。

【性味】

土家医 性冷，味苦。有小毒。

苗医 性冷，味苦。

【功能主治】

土家医 败毒消肿，赶火止痛，赶风止痒，中和毒素。主治毒蛇咬伤，心口热痛，发风赤，跌打筋伤，口疮，奶疡，食物中毒。

苗医 清热，生津，化痰，通乳。主治消渴，黄疸，噎膈反胃，经闭，乳汁滞少，痈肿，慢性咽喉炎。

【用法用量】

土家医 内服：研粉服，每次 1 ～ 3g。外用：适量，磨汁或研粉调涂。

苗医 内服：煎汤，9 ～ 15g。外用：适量，捣敷。

【注意】脾胃虚寒者及孕妇慎用。

【贮存】置干燥处，防虫、防霉。

27. 千斤拔

【土家药名】巴起撇 bax qir cer

【苗药名】嘎芮咣 nggab reib gangl

【来源】本品为豆科植物千斤拔 *Flemingia prostrata* Roxb. f. ex Roxb. 的干燥根或大叶千斤拔 *Flemingia macrophylla*（Willd.）

Kuntze ex Merr. 的干燥根和茎。秋后采挖，洗净，晒干或鲜用。

【炮制】

千斤拔（大叶千斤拔） 取药材，除去杂质，洗净，浸泡，润透，切斜厚片或短段，干燥。

酒制千斤拔（酒制大叶千斤拔） 取千斤拔饮片加药材量10%的米酒浸后，置锅中炒至微黄色，取出放凉。

【成品性状】

千斤拔 本品呈类圆形或椭圆形的厚片或短段，直径0.5～1.5cm。外表皮灰棕色或红棕色，有细纵纹及横长皮孔样斑痕。切面纤维性，皮部薄，棕红色，易与木部分离，木部黄白色或淡红色，具放射状纹理。微具豆腥气，味微甘、涩。

大叶千斤拔 本品呈类圆形或椭圆形的厚片或短段，直径0.5～8cm。根切面皮部棕红色，木部黄白色或淡红色，具放射状纹理。茎外表皮红棕色，有细纵纹及点状皮孔，切面皮部薄，棕红色，木部黄白色，具放射状纹理。髓居中，多中空。微具豆腥气，味微甘、涩。

酒千斤拔（酒大叶千斤拔） 形同千斤拔（大叶千斤拔），偶见焦斑，有酒气。

【性味】

土家医 性微热，味甜。

苗医 性热，味甜。

【功能主治】

土家医 健肚补气，强筋壮骨，赶风通络，活血疗伤，消水退肿。主治肚气虚症，腰杆酸痛，风湿骨痛，跌打损伤，水肿病等。

苗医 祛风除湿，强筋健骨，清热解毒。主治风湿骨痛，腰肌劳损，偏瘫，小儿麻痹症后遗症，老年久咳，奶痈。

【用法用量】

土家医 内服：水煎，15 ～ 30g。

苗医 内服：煎汤，10 ～ 30g。

【贮存】置通风干燥处，防蛀。

28. 千里明（九里光）

【土家药名】九灵光 jiux lenr guanx

【苗药名】芮布务舍 reib pud nux seb

【来源】菊科植物千里光 *Senecio scandens* Buch.–Ham. ex D. Don 的全草。夏、秋季采割，除去杂质，晒干或鲜用。

【炮制】

千里明 取药材去除杂质，洗净，切段，晒干。

千里明汁（土家族） 将千里明鲜品用笋壳包好煨热，绞取汁点眼，治眼痛暴赤。

【成品性状】为中段，全体均有毛。茎圆柱形，直径 2 ～ 5mm，外表面黄褐色至棕褐色，具纵棱线，有的可见互生叶痕，切面淡黄色，中央有白色髓部。叶片已切段，多皱缩和破碎，黄绿色至棕绿色，展平后，可见边缘有浅锯齿或呈微波状。质坚。气微，味苦。

【性味】

土家医 性冷，味苦、辣。有小毒。

苗医 性冷，味苦。

【功能主治】

土家医 败毒消肿，赶火明目，燥湿止泻，赶风止痒。主治痈疮肿毒，风火眼，湿热泻痢，风坨，风热感冒，咽喉肿痛，湿疹，乳痈，阑尾炎，蛇虫咬伤等。

苗医 清热解毒，明目退翳，杀虫止痒。主治上呼吸道感染，扁桃体炎，肺炎，肠炎，急性角膜炎，角膜溃疡，过敏性皮炎，湿疹，滴虫性阴道炎。

【用法用量】

土家医 内服：水煎，15～30g。外用：适量，煎水熏洗，或鲜品捣敷，或捣汁滴眼。

苗医 内服：煎汤，15～30g，鲜品50g。外用：适量，煎水洗，捣烂外敷或捣汁涂。

【注意】有小毒。

【贮存】置干燥通风处。

29. 千层塔

【土家药名】黑欸他塔 hex eix tax tar

【来源】石杉科植物蛇足石杉 *Huperzia serrata*（Thunb.ex Murray）Trev is. 的干燥全草。全年可采收，除去杂质，晒干或鲜用。

【炮制】取原药材，洗净，稍润，切段，干燥。

【成品性状】本品为不规则的段，根、茎、叶混合。根须状。茎一至数回两叉分枝，顶端常具生殖芽。叶片完整者呈披针形，长1～3cm，宽2～4mm，头锐尖，边缘有不规则的尖锯齿，基部渐狭，楔形，仅有主脉1条，纸质。孢子叶和营养叶同形，绿色。气微，味略苦、辛。

【性味】土家医 性冷，味微苦、涩。有小毒。

【功能主治】土家医 散瘀止血，清热解毒，赶风除湿。主治跌打损伤，瘀血肿痛，内伤吐血，风湿疼痛，风疹，无名肿痛，烧、烫伤。

【**用法用量**】土家医 内服：水煎，5～10g。外用：适量，煎水洗或研末敷。

【**贮存**】置通风干燥处。

四 画

1. 木槿皮

【**土家药名**】阿实插泥卡普 ar sir car nir kax pux

【**苗药名**】各绞比杂务 ghob giaot bid zhal ub

【**来源**】锦葵科植物木槿 *Hibiscus syriacus* L. 的茎皮或根皮。春、夏、秋季采集，洗净，晒干。

【**炮制**】取原药材，除去杂质，洗净，润透，切中段片，干燥，筛去灰屑。

【**成品性状**】多呈槽状中段片，厚约 1mm。外表面青灰白色或灰褐色，有弯曲的纵皱纹及点状小突起（皮孔），内表面淡黄白色，光滑，有细纵纹。质韧，切面白色，纤维性。气微，味淡。

【**性味**】

土家医 性凉，味甜、苦。

苗医 性和，味甜、微苦。

【**功能主治**】

土家医 凉败血毒，消肿胀。主治热毒痢，痔肿出血，妇女血带，痈肿。

苗医 清热除湿，补漏，止痒。主治湿热泻痢，肠风泻血，赤白带下，阴道滴虫，疥癣，烫伤，痈肿。

【用法用量】

土家医 内服：水煎，6 ～ 10g。外用：适量。

苗医 内服：煎汤，3 ～ 9g。外用：适量，酒浸外搽或煎水熏洗。

【注意】脾胃虚弱者慎用。无湿热者不宜服。

【贮存】置干燥处，防潮、防霉、防蛀。

2. 马兰

【土家药名】马兰丹 max lanr danx

【苗药名】芮枪谋 reib qanb mloub

【来源】菊科植物马兰 *Aster indicus* L. 的干燥全草。夏、秋季采收，除去杂质，晒干或鲜用。

【炮制】取原药材，除去杂质，洗净，沥干，切段，晒干。

【成品性状】为中段。根茎圆柱形，着生多数浅黄棕色根。茎类圆柱形，直径 1 ～ 3mm，表面灰绿色或紫褐色，略具纵纹，断面中部有髓。叶互生，近无柄，叶片皱缩卷曲，多已破碎，完整者展平后呈椭圆形至披针形，宽 0.5 ～ 2.5cm，边缘有疏粗齿或羽状浅裂，茎上部小叶常全缘，叶缘及叶被疏毛。头状花序可见。气微，味淡。

【性味】

土家医 性凉，味淡。

苗医 性冷，味苦、涩。

【功能主治】

土家医 清热解毒，败散血毒，消积通淋，赶火退黄。主治发热咳嗽，咽喉肿痛，血痢，痈肿，吐衄，黄疸，蛇咬伤。

苗医 败毒消肿，退气止痛，清热除湿，止咳，消食，止痢，止血。主治腮腺炎，胃脘胀痛，感冒发热，咽痛喉痹，久咳（慢性支气管炎），中耳炎，痈肿，丹毒，小儿疳积，吐血、血痢、崩漏、创伤出血等漏血症。

【用法用量】

土家医 内服：水煎，15 ～ 30g。外用：适量，煎水熏洗或鲜品捣敷。

苗医 内服：煎汤，10 ～ 30g，鲜品 30 ～ 60g。外用：捣敷或煎水洗。

【注意】孕妇慎服。

【贮存】置干燥处，防潮、防霉、防蛀。

3. 马蹄金

【土家药名】铜钱被席克查 tongr qianr bif xir ker car

【苗药名】代芮宝演 deb reib beus yanb

【来源】本品为旋花科植物马蹄金 *Dichondra micrantha* Urb. 的干燥或新鲜全草。4 ～ 6 月采收，除去泥沙，晒干或鲜用。

【炮制】取原药材，除去杂质，抢水洗净，沥干，切段。

【成品性状】为中段，茎圆柱形，直径 0.5 ～ 0.7mm。表面黄棕色，无毛或被疏毛，节明显，节处常有纤细的根。叶互生，多皱缩，展平后呈肾形或圆形，长 3 ～ 9mm，宽 4 ～ 11mm，先端圆或微凹，基部心形，全缘，上表面黄绿色，微有毛，下表面色较浅，有毛，叶柄被毛。有的带花或果。蒴果球形，膜质，内有种子 1 ～ 2 枚。气微，味淡。

【性味】

土家医 性寒，味苦、微甜。

苗医 性冷，味苦。

【功能主治】

土家医 清热解毒，利湿通淋，散瘀消肿。主治湿热黄疸，痢疾，砂石淋痛，白浊，水肿，疮疡肿毒，跌打损伤。

苗医 清热利湿，活血解毒，消肿排石。主治黄疸，结石，肾炎，月经不调，跌打损伤等。

【用法用量】

土家医 内服：水煎，10～20g。外用：适量，研末调敷，或鲜品捣敷。

苗医 内服：煎汤，6～15g，鲜品 30～60g。外用：适量，捣绒。

【贮存】置干燥处。

4. 天青地白

【土家药名】墨烂嘎里阿石 mef lanf gax liv ar sir

【苗药名】夫炒贵 hud caot ghunb

【来源】菊科植物细叶湿鼠曲草 *Gnaphalium japonicum* Thunb. 的全草。春、夏季采收，除去泥土和杂质，晒干或鲜用。

【炮制】除去杂质，抢水洗净，切段，晒干。

【成品性状】本品多皱缩。根丛生，细长，外表面棕色。茎呈圆柱形，细长，密被白色绵毛，老茎较疏。基生叶莲座状，条状倒披针形，常向叶背反卷，茎生叶向上渐小，条形，稀疏互生，卷折，基部有较小的叶鞘，上表面暗绿色，疏被绵毛，下表面密被白色绒毛。头状花序，花淡红棕色。瘦果呈矩圆形，有细点，冠毛白色。气微，味淡。

【性味】

土家医 性微冷，味甜。

苗医 性微冷，味甜。

【功能主治】

土家医 赶火止咳，健胃化积，败毒消肿。主治肺热咳嗽，小儿疳积，狗咬伤，鹅口疮等。

苗医 清热解毒，止咳平喘，祛风除湿。主治感冒咳嗽，痰喘，目赤肿痛，风湿痹痛。

【用法用量】

土家医 内服：水煎，15 ～ 30g。外用：适量，鲜品捣敷患处。

苗医 内服：煎汤，9 ～ 30g。外用：捣敷。

【贮存】置阴凉干燥处。

5. 天胡荽

【土家药名】墨那大思布利席克查 mrf naf dax six buf lix xir ker car

【苗药名】芮巴介 reib bad ghad

【来源】伞形科植物天胡荽 *Hydrocotyle sibthorpioides* Lam. 的全草。夏、秋季采收，除去杂质，洗净，晒干或鲜用。

【炮制】取原药材，除去杂质，洗净，切长段，干燥。

【成品性状】为皱缩的长段。根圆柱形，外表面淡黄色或灰黄色。茎细长弯曲，黄绿色或淡棕色，节处残留细根或根痕。叶多皱缩破碎，完整叶展平后呈圆形或近肾形，掌状 5 ～ 7 浅裂或裂至叶片中部，淡绿色，叶柄扭曲状。可见伞形花序及双悬果。气香，味淡。

【性味】

土家医 性冷，味微苦、淡。

苗医 性冷，味苦、辣。

【功能主治】

土家医 利尿排石，消水退肿，赶火败毒，明目退翳。主治尿石症，水臌胀，毒蛇咬伤，锁喉风，目翳眼疾，疱疮肿毒。

苗医 清热，利尿，消肿，解毒。主治黄疸，赤白痢疾，淋病，小便不利，目翳，喉肿，痈疽疔疮，跌打瘀肿，急性黄疸型肝炎，急性肾炎，百日咳，尿路结石，脚癣，带状疱疹，结膜炎，丹毒。

【用法用量】

土家医 内服：水煎，15～30g，鲜品加倍。外用：适量，捣烂敷或捣汁涂。

苗医 内服：煎汤，9～15g。

【贮存】置阴凉干燥处，防蛀。

6. 无根藤

【土家药名】业太二拉 nier taif ef lax

【苗药名】喔耐巴嘎 ghob hneb bad nggab

【来源】樟科植物无根藤 *Cassytha filiformis* L. 的全草。全年可采收，晒干或鲜用。

【炮制】取原药材，拣去杂质，洗净泥土，切段，晒干。

【成品性状】本品为茎、叶、花混合的小段。茎较纤细，绿色或绿褐色，叶退化成细小鳞片状，茎质脆，折断面皮部具纤维性，木部呈黄白色。穗状花序。气微，味淡。

【性味】

土家医 性冷，味辣。

苗医 性微冷，味微苦、甜。有小毒。

【功能主治】

土家医 活血溜胎，败毒散结，赶风止痒，赶火明目。主治九子疡，风坨，火眼病，可用于引产下胎。

苗医 清热利湿，凉血解毒。主治感冒发热，热淋石淋，湿热黄疸，泄泻痢疾，咯血，衄血，风火赤眼，跌打损伤，外伤出血，疮疡溃烂，水火烫伤，疥疮癣癞。

【用法用量】

土家医 内服，水煎，10 ～ 15g，或鲜品 15 ～ 30g。外用：适量，捣烂敷或煎水洗，或研末调敷。

苗医 内服，水煎，10 ～ 15g，或鲜品 15 ～ 30g。外用：适量，捣烂敷或煎水洗，或研末调敷。

【注意】孕妇慎用。

【贮存】置阴凉干燥处。

7. 木芙蓉（芙蓉花）

【土家药名】起思思卡蒙卡普 qiv six six kar mongr kax pux

【苗药名】各蓓明化贵 ghou benx misx huab ghunb

【来源】本品为锦葵科植物木芙蓉 *Hibiscus mutabilis* L. 的干燥花。8 月至 10 月花放开时采收，阴干或鲜用。

【炮制】取原药材，除去杂质、梗叶，筛去灰屑。

【成品性状】花卷缩呈不规则卵圆形，长 1.5 ～ 3cm，直径 1.5 ～ 2.5cm。小苞片 8 ～ 12 枚，线形，被毛；花萼钟状，上部 5 裂，灰绿色，表面被星状毛；花冠淡红色至棕色，皱缩，中心有黄褐色的花蕊。质软。气微，味微辛。

【性味】

土家医 性冷，味辣、甜。

苗医 性冷，味甜、微苦。

【功能主治】

土家医 败毒消肿，赶火排脓，促进食乳，赶风止痒等。主治疱疮肿毒，火流痰，婴儿不乳，寸夹疡，风疹瘙痒。

苗医 清热解毒，凉血止血，消肿排脓。主治肺热咳嗽，吐血，目赤肿痛，崩漏，白带，腹泻，腹痛，痈肿，疮疖，毒蛇咬伤，水火烫伤，跌打损伤。

【用法用量】

土家医 内服：水煎，30 ～ 50g，鲜品加倍。外用：适量，捣敷或捣汁搽。

苗医 内服：煎汤，9 ～ 15g，鲜品 30 ～ 60g。外用：适量，研末调敷或捣烂外敷。

【贮存】置通风干燥处。

8. 五爪龙

【土家药名】及密翁龙铺 jir mif ongx longr puf

【苗药名】锐加女个 reib jad nios ghueub

【来源】本品为蔷薇科植物蛇含委陵菜 *Potentilla kleiniana* Wight & Arn. 的干燥或新鲜全草。夏、秋季挖取全草，抖净泥沙，拣去杂质，晒干或鲜用。

【炮制】取原药材，除去杂质，洗净，沥干，切段，晒干。

【成品性状】本品呈段状，主根粗短，可见侧根丛生呈须状。茎多分枝，纤细，被丝状柔毛。基生叶具长柄，被柔毛，掌状复叶 5 小叶，小叶椭圆形或倒披针形，长 1.5 ～ 5cm，先端钝，基部楔形，边缘有粗锯齿，下面沿脉稍具茸毛；茎生叶互生，叶柄短。偶见花序及花或果实。气微，味微苦。

【性味】

土家医 性冷，味辣、酸、苦。

苗医 性冷，味苦。

【功能主治】

土家医 赶火败毒，活血疗伤，赶风除湿。主治痈疮肿毒，水火烫伤，跌打损伤，风湿腿痛等。

苗医 清热解毒，化痰止咳，消肿止痛，截疟。主治外感咳嗽，惊痫高热，咽喉肿痛，疟疾，痢疾，蛇虫咬伤，外伤出血，疔疮。

【用法用量】

土家医 内服：水煎 9 ～ 15g，鲜品加倍。外用：适量，煎水洗或捣烂敷，或捣汁涂搽，或煎水含漱。

苗医 内服：煎汤，干品 9 ～ 30g，鲜品 30 ～ 60g。外用：适量，水煎洗或含漱，鲜品捣烂外敷，或捣汁涂敷。

【贮存】置干燥处。

9. 支柱蓼（算盘七）

【土家药名】给铺盘 gev puf panr

【来源】本品为蓼科植物支柱蓼 *Bistorta suffulta*（Maxim.）H. Gross 的干燥根茎。秋季采挖，除去须根及泥沙，晒干。

【炮制】取原药材，除去杂质，洗净，润透，切片，干燥。

【成品性状】本品切成厚片，呈类圆形，直径 0.3 ～ 2cm，外表面红棕色或深棕色，切面浅红棕色或棕褐色，外侧有 10 ～ 30 个类白色维管束点，排列成断续的环状。气微，味涩而苦。

【性味】土家医 性平，味涩、微苦。

【功能主治】土家医 活血疗伤，散瘀止血，赶火除湿，通脉纠偏等。

【用法用量】土家医 内服：水煎或泡酒 10 ～ 15g。外用：适量，研末调敷或鲜品捣烂敷于患处。

【贮存】置干燥处。

10. 水灯草

【土家药名】泽灯草 cer denx coax

【苗药名】芮灯草 reid dend col

【来源】为灯芯草科植物灯芯草 *Juncus effusus* L. 的干燥茎髓。夏末至秋季割取茎，晒干，取出茎髓，理直，扎成小把。

【炮制】

水灯草 取原药材，除去杂质，扎成小把，剪成 4 ～ 6cm 的段。

朱砂拌水灯草 取水灯草段，置盆内喷淋清水少许，微润，加朱砂细粉，撒布均匀，并随时翻动，至表面挂匀朱砂为度，取出晾干（水灯草 10kg，朱砂 0.625kg）。

青黛拌水灯草 取水灯草段，置盆内喷淋清水少许，微润，加青黛粉，撒布均匀，并随时翻动，至表面挂匀青黛为度，取出晾干（水灯草 10kg，青黛 1.5kg）。

水灯草炭 取净水灯草，扎成小把，置煅锅内，上扣一口径较小的锅，接合处用盐泥封固，在锅盖上压以重物，并贴一条白纸或放数粒大米，以武火加热，煅至纸条或大米呈焦黄色时停火，待锅凉后，取出。

沙炒水灯草炭 取水灯草，照砂炒炭法炒至表面黑色，断面棕褐色，取出，筛去油沙，放凉。

【成品性状】

水灯草 呈细圆形条状，表面白色或黄白色，有细纵纹，体轻质软，略有弹性。无臭，味淡。

朱砂拌水灯草 形如水灯草段，全体被朱砂细粉。

青黛拌水灯草 形如水灯草段，全体被青黛细粉。

水灯草炭 形如水灯草段，呈炭黑色，质轻松，易碎，无臭，无味。

沙炒水灯草炭 形如水灯草段，表面黑色，体轻，质松脆，易碎。气微，味微涩。

【性味】

土家医 性凉，味甜、淡。

苗医 性微冷，味淡、甜。

【功能主治】

土家医 赶毒除湿，赶湿利尿。主治湿热感冒，小便不利。

苗医 渗湿利尿，清心安神，消肿止痛。主治淋病，水肿，黄疸，心烦不寐，小儿夜啼。

【用法用量】

土家医 内服：水煎，6 ～ 10g。

苗医 内服：煎汤，2 ～ 3g，鲜草单用 15 ～ 30g。

【贮存】置阴凉干燥处。

11. 水皂角

【土家药名】泽切可皮 cer qier kox pir

【来源】为豆科植物合萌 *Aeschynomene indica* L. 的全草。9 月至 10 月采收，洗净，鲜用或晒干。

【炮制】取原药材，除去杂质，洗净，润软，切段，干燥。

【成品性状】为不规则的段，茎、叶、花、果实混合。茎圆柱形，具纵棱。叶皱缩，多破碎，完整者展平后为羽状复叶，小叶 20 对以上，矩圆形，长 3 ～ 8mm，宽 1 ～ 3mm，先端钝圆，有短尖头，基部圆形；托叶膜质，披针形，长约 1cm，先端锐尖。花少数，花冠黄色带紫纹。荚果条状矩圆形，微弯，有 6 ～ 10 个荚节，荚节平滑或有小瘤突。气微，味苦。

【性味】 土家医 性热，味辣、苦、淡。

【功能主治】 土家医 赶气止痛，活血通经，化痰开窍，败毒辟秽，祛邪防病。主治脘腹胀满，痛经，羊痫疯。

【用法用量】 土家医 内服：水煎，30 ～ 50g。外用：适量，鲜品捣敷。

【贮存】 置通风干燥处。

12. 水桐树

【土家药名】 耶蒂子阿耶 yiex dix zix ar yiex

【来源】 为玄参科植物白花泡桐 *Paulownia fortunei*（Seem.）Hemsl. 的叶、根皮或树皮。叶：夏、秋季采收。根皮或树皮：全年均可采收。

【炮制】 取原药材，洗净，切丝，干燥。

【成品性状】

叶 呈丝或片状，黄绿色。上表面少毛或无毛，下表面密被毛，叶脉于下表面突。气微，味淡。

根皮 表面灰褐色至棕褐色，粗糙，有明显的皱纹及纵沟，具横裂纹及突起的侧根裂痕。气微，味微苦。

树皮 表面灰褐色，有不规则纵裂，小枝有明显的皮孔，常具黏质短腺毛。味淡，微甜。

【性味】 土家医 性寒，味苦。

【功能主治】 土家医 祛风毒，消肿止痛，止血。主治风湿筋骨痛，疮疡肿毒，便血，痔疮出血，白带等。其叶可治疔疮，痈疽，创伤出血等。

【用法用量】土家医 内服：水煎，根皮或树皮 15 ～ 30g，鲜品加倍。外用：叶、树皮适量，研末，麻油调涂患处。

【贮存】置干燥处。

13. 水黄连

【土家药名】泽黄连 cer huanr lianr

【苗药名】锐溪谋 reib nqins mloub

【来源】龙胆科川东獐芽菜 *Swertia davidii* Franch. 的全草。夏、秋季采收，洗净，鲜用或阴干。

【炮制】取原药材，除去杂质，抢水洗净，切段，干燥。

【成品性状】本品为不规则段。茎略呈四棱形，有窄翅，表面黄绿色。叶多破碎，完整者呈狭椭圆形或线状披针形，先端尖，全缘，主脉于下表面突起，可见黄棕色至黑褐色的根。花少见，花 4 数，花瓣内侧基部有 2 个腺窝，边缘有长毛。气微，味极苦。

【性味】

土家医 性凉，味苦。

苗医 性冷，味苦。

【功能主治】

土家医 清热解毒，利胆退黄，杀虫。主治目赤肿痛，咽喉肿痛，黄疸胁痛，湿热泄泻，热淋涩痛，疥癣疮毒。

苗医 清热除湿，定惊退黄。主治湿热黄疸，湿热痢疾，小儿惊风，目赤肿痛，丹毒，跌打损伤。

【用法用量】

土家医 内服：水煎，3～9g，研末服，0.5～1.5g。外用：适量，鲜品捣敷或研末撒。

苗医 内服：煎汤，10～15g，研末服，1.5～2g。外用：适量，煎汤洗患处。

【贮存】置干燥处，防潮、防霉、防蛀。

14. 水菖蒲

【土家药名】泽菖蒲 cer canx pux

【苗药名】象务 xangb ub

【来源】天南星科植物菖蒲 *Acorus calamus* L. 的根茎。全年均可采收，洗净，除去须根，晒干。

【炮制】

水菖蒲 除去杂质，洗净，润透，切厚片，干燥。

姜炒水菖蒲（土家医） 取生品用姜汁拌匀，微润，置锅中炒干，取出，放凉。

【成品性状】

水菖蒲 呈类圆形或椭圆形的厚片。外表皮淡黄棕色或暗棕褐色，有细纵纹，有的节上残留棕色毛须。切面类白色或淡棕色，呈海绵状，有一明显环纹，具筋脉点和小孔。气香特异，味辛、微苦。

姜炒水菖蒲 形如水菖蒲，略有姜辣气。

【性味】

土家医 性热，味辣、苦、淡。

苗医 性热，味辣、苦。

【功能主治】

土家医 赶气止痛，活血通经，化痰开窍，败毒辟秽，祛邪防病。主治脘腹胀满，痛经，羊痫风。

苗医 化痰开窍，除湿健胃，杀虫止痒。主治痰厥昏迷，中风，癫痫，食积腹痛。

【用法用量】

土家医 内服：水煎，15 ～ 30g。外用：适量，煎水洗，或挂门上、熏烟。

苗医 内服：煎汤，6 ～ 9g。外用：适量。

【贮存】置阴凉干燥处。

15. 水蜈蚣

【土家药名】泽蜈蚣 cer wur gongr

【苗药名】芮草专 reib caob njanl

【来源】为莎草科植物水蜈蚣 *Kyllinga polyphylla* Kunth 和单穗水蜈蚣 *Kyllinga monocephala* Rottb. 的全草。夏、秋二季采收，洗净，晒干。

【炮制】取药材，除去杂质，切段，筛去灰屑。

【成品性状】本品为不规则的段，淡棕色至灰绿色。根茎近圆柱形，细长，直径 0.1 ～ 0.2cm，表面棕红色至紫褐色，节明显，节处有残留的叶鞘及须根，质脆，易折断，断面类白色，粉性。茎细，扁三棱形。叶线形，长短不一，有的长于茎，基部叶鞘呈紫褐色。穗状花序顶生，卵形，直径 0.5cm，基部有狭长的叶状苞片 3 片。坚果扁卵形，褐色。气微，味淡。

【性味】

土家医 性平，味辛、甜。

苗医 性热，味香、辣、微甜。

【功能主治】

土家医 祛风毒邪，止咳化痰，活血消肿。主治风毒症，着凉症，三分症（疟疾），咳嗽，百日咳，蛇咬伤，疮疡肿毒，皮肤痒。

苗医 表风冷毒，止咳化痰，祛风止痛。主治风寒感冒咳嗽，关节酸痛，疮疡肿毒，皮肤瘙痒，跌打损伤，头晕。

【用法用量】

土家医 内服：水煎，6～10g。外用：适量，鲜品捣烂敷，或干品水煎洗。

苗医 内服：煎汤，12～18g。外用：适量，水煎洗。

【贮存】置阴凉干燥处。

16. 见风消

【土家药名】筛桶卡 saix tongx kar

【苗药名】巴垌 bar jongb

【来源】樟科植物狭叶山胡椒 *Lindera angustifolia* W. C. Cheng 的枝叶。夏、秋季采收，鲜用或晒干。

【炮制】

见风消 取原药材，除去杂质，洗净，润透，切段，干燥。

见风消炭 取见风消段置锅中，煅至外表焦黑内焦黄，取出，放凉。

【成品性状】

见风消 本品呈不规则的段。枝圆柱形，直径 0.1～0.5cm，外表面黄绿色，断面类白色。叶呈丝条状，近革质，边全缘。有时可见花或果。质较韧。气微，味微苦。

见风消炭　形同见风消，外表焦黑色，断面焦黄色。

【性味】

土家医　性热，味辣、苦。

苗医　性微热，味辣、涩。

【功能主治】

土家医　赶气消胀，赶风散寒，除湿止痛，活血疗伤。主治肚腹胀痛，风寒头痛，风气病，跌扑损伤。

苗医　祛风除湿，行气散寒，解毒消肿。主治风寒感冒，头痛，风湿痹痛，四肢麻木，痢疾，水泄，跌扑损伤，疮疡肿毒，荨麻疹，疡子。

【用法用量】

土家医　内服：水煎，15 ～ 30g。外用：适量，研末调敷。

苗医　内服：煎汤，10 ～ 15g。外用：适量，见风消炭研末，茶油调敷。

【贮存】置通风干燥处。

17. 牛血莲

【土家药名】务灭尔莲　wuf miev lianr

【苗药名】比嘎起　bit ghad nqint

【来源】薯蓣科植物薯莨 *Dioscorea cirrhosa* Lour. 的块茎。5 月至 8 月采挖，洗净，鲜用或晒干。

【炮制】

牛血莲　除去杂质，洗净，润透，切片或切成小方形颗粒，干燥。

醋炒牛血莲（土家医）　取牛血莲片加醋拌匀，置锅中，用文火加热炒干（牛血莲片 1kg，醋 100mL）。

焦牛血莲（土家医） 取牛血莲片置锅中，用文火炒至表面呈焦褐色，取出，放凉。

麸炒牛血莲（土家医） 取麦麸置锅中炒热后，投入牛血莲片，不断翻炒至表面呈黄色时，取出，放凉。

【成品性状】

牛血莲 为不规则圆形、长卵形或方形厚片，切面棕红色或暗红色，有多数黄色斑点或斑纹。质硬而实，断面多呈颗粒状突起，显暗红与黄色交错的花纹，有的可见亮星。气微，味涩、苦。

醋炒牛血莲 形同牛血莲，有醋味。

焦牛血莲 形同牛血莲，断面偶见焦黄或焦黑点，有焦香气。

麸炒牛血莲 形同牛血莲，断面偶见焦斑，有焦香气。

【性味】

土家医 性平，味苦、涩。有小毒。

苗医 性平，味甜、酸。

【功能主治】

土家医 收敛止血，活血疗伤，除湿止痛，补虚养血。主治出血症，跌打损伤，风气病，血虚症，泻痢症，虚汗症。

苗医 活血，止血，理气，止痛。主治产后腹痛，月经不调，崩漏，内伤吐血，风湿关节痛，痢疾，疮疖，蛇咬伤，外伤出血。

【用法用量】

土家医 内服：水煎或泡酒，3～10g，或制丸剂。外用：适量，研末调敷或磨汁涂搽。

苗医 内服：煎汤，3～9g。外用：研末敷或磨汁涂。

【注意】内服量不宜过大，孕妇慎用。

【贮存】置通风干燥处，防潮、防霉、防蛀。

18. 牛筋草

【土家药名】务筋草蓆 wuf jinv xir

【苗药名】禾列勾 el lie gour

【来源】禾本科植物牛筋草 *Eleusine indica*（L.）Gaertn. 的全草。夏、秋季采收，洗净，鲜用或晒干。

【炮制】取原药材，除去杂质，洗净，切中段，干燥。

【成品性状】为中段，须根灰黄色。秆直立或基部弯曲。叶片条形，扁平或卷折，暗绿色，宽 3 ～ 5mm，疏生疣状柔毛，中脉显著突起，叶舌鞘压扁，边缘近膜质，先端具丝状毛，叶舌长 1mm。穗状花序，淡绿色。种子黑褐色，卵形，有波状皱纹。气微，味淡。

【性味】

土家医 性平，味甜、淡。

苗医 性平，味甜、淡。

【功能主治】

土家医 清热利湿，活血止痛。主治伤暑发热，小儿急惊，湿热黄疸，痢疾，淋病，小便不利；外治跌打损伤。

苗医 清热利湿，解毒，活血止痛。主治伤暑发热，痢疾，淋浊，湿热黄疸，除草剂中毒；外治跌打损伤。

【用法用量】

土家医 内服：水煎，10 ～ 30g。外用：适量，捣烂敷患处。

苗医 内服：煎汤 10 ～ 30g。外用：适量。

【贮存】置通风干燥处。

19. 牛蒡根

【**苗药名**】各腈夺贵豆 ghob jongx dol ghunb doud

【**来源**】菊科植物牛蒡 *Arctium lappa* L. 的根。10 月间采挖 2 年以上的根，洗净，晒干。

【**炮制**】取原药材，除去杂质，切厚片，干燥。

【**成品性状**】本品呈圆形厚片，直径 1 ~ 3.5cm，厚 2 ~ 4mm。表面灰黄色或黄褐色，具纵向沟纹和横向突起的皮孔。质坚韧，肉质，断面黄白色。气微，味微苦，黏。

【**性味**】苗医 性冷，味苦。

【**功能主治**】苗医 清热毒，补肾精，败毒消肿。主治风热感冒，头痛，咽喉肿痛，咳嗽，体虚头昏，阳痿，肾虚耳聋，消渴，痈疽疮疥。

【**用法用量**】苗医 内服：煎汤，6 ~ 15g。外用：适量，捣敷，或熬膏涂，或煎水洗。

【**贮存**】置通风干燥处。

20. 分经草

【**土家药名**】送席克查 songr xir car ker

【**来源**】本品为中国蕨科植物银粉背蕨 *Aleuritopteris argentea* (S. G. Gmel.) Fée 的全草。夏、秋二季采收，除去杂质，晒干。

【**炮制**】取原药材，去根，抢水洗净，切段，晒干，筛去灰屑。

【**成品性状**】本品为不规则的段，叶柄表面紫红色，有光泽，切面中心可见黄白色细木心，叶多卷曲，破碎，完整者上表面暗绿色，下表面白色，孢子囊群着生于裂片边缘，气微，味苦。

【性味】土家医 性平，味微苦。

【功能主治】土家医 活血调经，止血，止带，止咳，利水通淋。主治月经不调，经闭腹痛，赤白带下，咳嗽咯血，外伤出血，淋证，烧烫伤。

【用法用量】土家医 内服：水煎，10 ～ 15g。

【贮存】置干燥处，防潮。

21. 月月红

【土家药名】拉司黑欸列免姐 lax six heix ler mianx jiex

【苗药名】那那倒 hlat hlat deus

【来源】为蔷薇科植物月季 *Rosa chinensis* Jacq. 的花。全年均可采收，花微开时采摘，阴干或低温干燥。

【炮制】取原药材，除去杂质、梗叶，筛去灰屑。

【成品性状】呈类球形，直径 1.5 ～ 2.5cm。花托长圆形，萼片暗绿色，先端尾尖；花瓣呈覆瓦状排列，有的散落，长圆形，紫红色或淡紫红色；雄蕊多数，黄色。体轻，质脆。气清香，味淡、微苦。

【性味】

土家医 性热，味苦、辣、微涩。

苗医 性热，味甜。

【功能主治】

土家医 祛瘀助孕，止血调经，活血疗伤，赶寒除湿，主治瘀阻不孕，摆红不孕，跌打损伤，风湿关节痛等。

苗医 活血调经，解毒消肿，涩精止带，止血。主治月经不调，痛经，闭经，跌仆损伤，外伤出血，瘀血肿痛，瘰疬，痈肿，烫伤，遗精，带下。

【用法用量】

土家医 内服：水煎，10 ～ 15g。外用：适量，鲜品捣敷。

苗医 内服：煎汤或开水泡服，3 ～ 6g，鲜品 9 ～ 15g。外用：适量，鲜品捣烂外敷患处，或干品研末调搽患处。

【注意】孕妇慎用。

【贮存】置阴凉干燥处，防压、防蛀。

22. 乌龙根（铁包金）

【土家药名】热翁且 rer ongr qief

【苗药名】比荚芒 bib jiad mangl

【来源】本品为鼠李科植物铁包金 *Berchemia lineata*（L.）DC. 或勾儿茶 *Berchemia sinica* C. K. Schneid. 的根或嫩藤茎和茎。全年均可采收，洗净，晒干。

【炮制】取药材，除去杂质及须根，洗净，切厚片，干燥。

【成品性状】根呈类圆形或不规则的厚片，外表皮黑褐色或棕褐色，切面金黄色、橙黄色或暗黄色，皮部较发达，质坚实。气微，味淡，微苦、涩。藤茎呈段状，圆柱形，表面黄棕色至棕褐色。叶多破碎，黄绿至墨绿色。气微，味淡，微涩。

【性味】

土家医 性微冷，味辣、微涩。

苗医 性平，味苦。

【功能主治】

土家医 赶火止咳，抗痨止血，化痰开窍，败毒散结，收湿止痒。主治热咳症，肺痨咯血，梅山癫，铁板疡，清水疮。

苗医 活血化瘀，祛风除湿，镇咳止痛。主治跌扑损伤，风湿关节炎，老年久咳，肺痨，肺燥咳嗽。

【用法用量】

土家医 内服：水煎，15 ～ 30g。外用：适量，煎水洗或浸酒搽。

苗医 内服：煎汤，15 ～ 30g。外用：适量泡酒搽或研粉加油调涂。

【注意】孕妇禁用。

【贮存】置干燥处，防潮、防霉、防蛀。

23. 凤仙花

【苗药名】崩嘎弄 benx nggab nul

【来源】凤仙花科植物凤仙花 *Impatiens balsamina* L. 的花蕾。夏、秋二季花初开时采收，鲜用或阴干。

【炮制】取药材，拣去杂质，筛去灰屑，阴干，备用。

【成品性状】花干燥皱缩，顶端卷曲，表面红色或白色，单瓣或重瓣；侧生花萼 2 枚，花瓣 5 枚，旗瓣圆形，先端凹入而有小尖锐；翼瓣各在一侧合生成 2 片；雄蕊 5 枚，雌蕊柱形，先端 5 裂。气似烟草而微香，味微酸苦。

【性味】苗医 性热，味麻、辣。

【功能主治】苗医 祛风除湿，活血通经，接骨。主治风湿疼痛，经闭腹痛，跌打损伤，骨折。

【用法用量】苗医 内服：煎汤，3 ～ 5g。外用：适量，捣烂涂敷或煎水洗。

【注意】体虚者及孕妇慎服。

【贮存】置阴凉干燥处。

24. 文王一支笔（蛇菰）

【**土家药名**】日阿里科倮七 rar liv kox lox qir

【**来源**】蛇菰科植物筒鞘蛇菰 *Balanophora involucrata* Hook. f. 的干燥全草。夏、秋季采收，洗净，鲜用或晒干。

【**炮制**】除去杂质，洗净，切段，干燥。

【**成品性状**】本品根茎呈类球形或不规则块形段片，直径 1 ～ 10cm，表面灰棕色至灰褐色，全体具星点状或瘤状浅色小突起，质硬而脆，易折断，断面角质样。花茎呈卵形或卵状椭圆形的段片，表面橙红色或棕红色，断面中部具 1 筒状鞘。气微，味微苦、涩，带黏性。

【**性味**】土家医 性平，味微甜、微辣、微涩。

【**功能主治**】土家医 润肺止咳，赶气止痛，止血调经，补肾涩精。主治多种咳嗽，胃脘胀痛，摆红，男子跑马（遗精）等。

【**用法用量**】土家医 内服：水煎，10 ～ 15g。外用：适量，捣敷。

【**注意**】孕妇禁用。

【**贮存**】置阴凉干燥处。

25. 巴岩香

【**土家药名**】热书二拉 ref sux ef iax

【**苗药名**】细幕摆 xib mlob bleat

【**来源**】本品为胡椒科植物毛蒟 *Piper hongkongense* C. DC. 或石南藤 *Piper wallichii*（Miq.）Hand.–Mazz. 的带叶藤茎。全年

均可采集，或夏、秋季采集茎、叶，干燥。

【炮制】取药材，除去杂质，洗净，润透，切段、片，干燥。

【成品性状】本品呈不规则的段状。茎圆柱形或扁圆柱形，外表皮灰棕色或灰褐色，密被柔毛，有明显的纵纹，节部膨大，节上生有长短不等的不定根，质轻而脆，折断时有粉尘飞扬，切面皮部窄，木部呈放射状，有多数小孔，中央有灰褐色髓。叶皱缩，多破碎，完整者展平后呈卵形或卵状披针形，背面被毛，基部楔形，纸质。气清香，味辛。

【性味】

土家医 性热，味辣、苦。

苗医 性热，味麻、辣。

【功能主治】

土家医 赶风除湿，赶寒发表，活血疗伤，赶气止痛，补肾壮阳，止咳平喘。主治寒湿关节痛，腰膝酸痛无力，跌打损伤，痛经，阳痿，风寒感冒，咳嗽气喘，风疹，胃脘胀痛等。

苗医 祛风湿，强腰膝，补肾壮阳，止咳平喘，活血止痛。主治风寒湿痹，腰膝酸痛，阳痿，咳嗽气喘，痛经，跌打肿痛。

【用法用量】

土家医 内服：水煎，15～30g，或泡酒。外用：浸酒外搽，鲜品捣敷或热敷。

苗医 内服：煎汤6～15g，或浸酒，或煮汁，或熬膏。外用：适量，鲜品捣敷，或捣烂炒热敷，或浸酒外搽。

【注意】孕妇及阴虚火旺者慎服。

【贮存】置干燥处。

五　画

1. 石榴花

【苗药名】崩石榴 benx shil lid

【来源】本品为石榴科植物石榴 *Punica granatum* L. 的花。5 月开花时采收，鲜用或阴干。

【炮制】

石榴花 取鲜石榴花，除去杂质、梗叶，筛去灰屑，晒干。取鲜品捣烂成泥状，外敷于患处。

炒石榴花 将石榴花置锅内，用文火炒至色泽加深，并有香气时，取出放凉。

【成品性状】

石榴花 呈倒卵圆形，大小不一。花萼棕红色，质厚，顶端 5 ～ 7 裂，裂片外面有乳头状突起；花瓣生于萼筒内，稍高出花萼裂片，棕红色；雄蕊多数，子房下位。气微，味涩。

炒石榴花 形同石榴花，色泽加深，可见焦斑，有焦香气。

【性味】苗医 性微冷，味苦、辣。

【功能主治】苗医 止血，疗疮。主治流鼻血，疗疮伤，红白带。

【用法用量】苗医 内服：煎汤，5 ～ 10g。外用：适量，煎洗，或捣敷。

【贮存】置阴凉干燥处，防霉、防蛀。

2. 龙皮

【苗药名】喔略能 ghob nios nenb

【来源】游蛇科动物黑眉锦蛇 *Elaphe taeniura* Cope、乌梢蛇 *Zaocys dhumnades*（Cantor）或其他蛇蜕下的皮。

【炮制】苗医 除去杂质，切段。

【成品性状】本品呈圆筒形段状，多压扁而皱缩。背部银灰色或淡灰棕色，有光泽；鳞迹菱形或椭圆形，衔接处呈白色，略抽皱或凹下；腹部乳白色或略显黄色，鳞迹长方形，呈覆瓦状排列。体轻，质微韧，手捏有润滑感和弹性，轻轻搓揉，沙沙作响。气微腥，味淡或微咸。

【性味】苗医 性冷，味苦、辣。

【功能主治】苗医 祛风，定惊，退翳，消肿，杀虫，解毒消肿。主治小儿惊痫，喉风口疮，木舌重舌，目翳内障，疔疮，痈肿，瘰疬，腮腺炎，痔漏。

【用法用量】苗医 内服：煎汤，1.5 ～ 3g，或研末为散剂。外用：煎汤洗或研末调敷。

【贮存】置干燥处，防蛀。

3. 龙船泡

【土家药名】色克他嘎布里 ser ker taf gax buf lix

【苗药名】夺介莓 dol giand mel

【来源】为蔷薇科植物插田藨 *Rubus coreanus* Miq. 的根及叶。根：9 月至 10 月采挖，洗净，晒干。叶：春、夏季采收，鲜用或晒干。

【炮制】

根 取原药材，洗净，润透，切段、片，干燥。

叶 洗净，去除杂质，干燥，或鲜用。

【成品性状】

根 类圆形不规则段片，表面棕褐色，切面黄白色。气微，味苦、涩。

叶 多皱缩，展开后呈卵形、菱状卵形或宽卵形，绿色。气微，味淡。

【性味】

土家医 性微冷，味涩、苦、辣。

苗医 性凉，味苦、涩。

【功能主治】

土家医 收敛止血，燥湿止泻，赶风止痛，败毒敛疮。主治多种出血，湿盛腹泻，风湿关节痛，水火烫伤等。

苗医 清热燥湿，收敛止血，活血止痛，祛风除湿。用于调经活血，止血止痛。主治跌打损伤，骨折，月经不调；外用治外伤出血。

【用法用量】

土家医 内服：水煎，15 ～ 30g，或捣汁、泡酒。外用：适量，鲜叶捣汁涂。

苗医 内服：煎汤，15 ～ 30g，或泡酒。外用：适量，鲜叶捣汁涂。

【贮存】置干燥处。

4. 龙葵

【土家药名】墨卡且且 mef kax qiex qiex

【苗药名】芮努格 reibn lub gieb

【来源】茄科植物龙葵 *Solanum nigrum* L. 的地上部分。夏、秋二季采收，鲜用或晒干。

【炮制】取原药材，除去杂质及残留根茎，喷淋清水，稍润，切中段，干燥，筛去灰屑。

【成品性状】为茎、叶、花、果混合的段状。茎圆柱形，表面绿色或黄绿色，具纵皱纹，质硬而脆，切面黄白色，中空或有白色的髓部。叶多皱缩或破碎，完整叶呈卵形，暗绿色，两面光滑或疏披柔毛。浆果球形，表面褐色、棕褐色或紫黑色，皱缩。种子多数，扁平，类椭圆形，黄棕色至棕色。气微，味淡。

【性味】

土家医 性冷，味苦、淡。有小毒。

苗医 性冷，味苦、微甜。

【功能主治】

土家医 败毒敛疮，利尿消积，除湿止带。主治脓疱疮，热尿积，摆白病。

苗医 清热败毒，消肿，止血，赶水毒。主治疔疮，痈肿，丹毒，腰带疮，久咳，肾虚水肿，跌扑损伤。

【用法用量】

土家医 内服：水煎，10～15g。外用：适量，煎水洗，或鲜品捣烂敷。

苗医 内服：煎汤，10～20g。外用：适量，捣敷或煎水洗。

【注意】孕妇禁用。脾胃虚弱者勿服。

【贮存】置干燥处。防虫蛀。

5. 平地木（矮地茶）

【土家药名】里阿纳日阿古 liv ax lar raf gux

【苗药名】芮不罗 reib bul lol

【来源】为紫金牛科植物紫金牛 *Ardisia japonica*（Thunb.）Blume 的全草。夏、秋二季茎叶茂盛时采挖，除去泥沙，干燥。

【炮制】取原药材，除去杂质，洗净，捞出，沥干，切中段，干燥，筛去灰屑。

【成品性状】本品呈不规则的段。根茎圆柱形而弯曲，疏生须根。茎略呈扁圆柱形，表面红棕色，有细纵纹、叶痕及节，质硬，易折断。叶互生，集生于茎梢，叶片略卷曲或破碎，完整者展平后呈椭圆形，长 3 ～ 7cm，宽 1.5 ～ 3cm，灰绿色、棕褐色或浅红棕色，先端尖，基部楔形，边缘具细锯齿，近革质。偶有红色球形核果。气微，味微涩。

【性味】

土家医 性微热，味苦、微辣。

苗医 性热，味苦、辛。

【功能主治】

土家医 止咳化痰，疗伤止痛，活血调经，健肚消痞，赶风止痉。主治风寒咳嗽，跌打筋伤，月经不调，走胎，牛癫风。

苗医 化痰止咳，利湿，活血。主治新久咳嗽，痰中带血，慢性支气管炎，湿热黄疸，水肿，淋证，白带，经闭痛经，风湿痹痛，跌打损伤。

【用法用量】

土家医 内服：水煎，15 ～ 30g。

苗医 内服：煎汤，15 ～ 30g。

【贮存】置阴凉干燥处。

6. 叶下珠

【土家药名】尔他八提布利席克查 ex tax bar tir buf lix ker car

【苗药名】芮巴改起 reib bad gheb nqint

【来源】本品为大戟科植物叶下珠 *Phyllanthus urinaria* L. 的全草。夏、秋二季采收，洗净，鲜用或晒干。

【炮制】

叶下珠 取原药材，抢水洗净，稍润，切短段，晒干。

醋叶下珠 取叶下珠段，加醋拌匀，加热炒至老黄色时，出锅放凉（叶下珠段 1kg，醋 200mL）。

【成品性状】

叶下珠 为根、茎、叶中段。根圆柱形，直径 2 ～ 4mm，浅棕色或浅灰棕色。茎呈圆柱形，直径 1 ～ 4mm，表面棕色、棕红色、紫红色或绿色，有纵皱。嫩枝可见极狭膜质翅状纵棱线，质脆，易折断，断面淡黄色或淡黄白色，髓部中空。叶片呈长椭圆形或卵状椭圆形，纸质，灰绿色、绿褐色或黄绿色，先端有小凸尖或钝，基部圆钝，稍偏斜，全缘，无毛，叶柄短或近无柄。蒴果扁圆形或略呈圆三角形，直径 1.5 ～ 3mm，表面有鳞状凸起及 6 条略凹纵线。气微，味微苦、涩。

醋叶下珠 形同叶下珠，颜色加深，具有醋味。

【性味】

土家医 性凉，味微苦、涩。

苗医 性冷，味苦。

【功能主治】

土家医 清热解毒，利水消肿，明目，消积。主治痢疾，泄泻，黄疸，水肿，热淋，石淋，目赤，夜盲，疳积，痈肿，毒蛇咬伤等。

苗医 清热利尿，明目，消积。主治肾炎水肿，泌尿系结石，肠炎，痢疾，小儿疳积，眼结膜炎，黄疸，外治竹叶青蛇咬伤。

【用法用量】

土家医 内服：水煎，15 ～ 30g，鲜品 30 ～ 60g。外用：适量，捣敷。

苗医 内服：煎汤，15 ～ 30g。外用：鲜品适量，捣烂敷伤口周围。

【贮存】置干燥处。

7. 号筒草

【土家药名】迷米咚东 mif miv dongr dongx

【苗药名】各洞帕良 ghob zhongx ped liead

【来源】罂粟科植物博落回 *Macleaya cordata*（Willd.）R. Br. 的带根全草。夏、秋二季采收，洗净，鲜用或晒干。

【炮制】除去杂质，切段，干燥。

【成品性状】本品呈不规则的段。根棕褐色，可见纵沟纹。茎呈短圆柱形，直径 2 ～ 4cm，中空，浅绿色，被白色粉霜。叶片多皱缩、破碎，完整者展平后呈宽卵形或近圆形，5 ～ 9 浅裂，裂片边缘具不规则波状齿，上表面浅绿色或灰绿色，下表面被白霜及细密茸毛。气微，味苦。

【性味】

土家医 性微热，味辣、苦。有大毒。

苗医 性冷，味辣、苦。有大毒。

【功能主治】

土家医 解毒杀虫，消肿止痒。主治滴虫，指疔，脓肿，下肢溃疡，烫伤，顽癣。

苗医 散瘀，祛风，解毒，止痛，杀虫。主治痈疮疔肿，臁疮，痔疮，湿疹，蛇虫咬伤，跌打肿痛，风湿关节痛，龋齿痛，顽癣，滴虫性阴道炎及酒渣鼻。

【**用法用量**】

土家医 外用：煎水外洗、熏或为细末敷。

苗医 外用：适量，捣敷，或煎水洗、熏或为细末敷。酒浸渍涂搽。

【**注意**】本品有大毒，禁内服。

【**贮存**】置阴凉干燥处。

8. 田基黄

【**土家药名**】洒意那 sav yif lax

【**苗药名**】芮莽代 reib mangl ded

【**来源**】为藤黄科植物地耳草 *Hypericum japonicum* Thunb. ex Murray 的全草。春、夏二季开花时采收，洗净，鲜用或晒干。

【**炮制**】取原药材，拣去杂质，抢水洗净，捞出，沥干，切长段，晒干或烘干，筛去灰屑。

【**成品性状**】为长段，根须状，黄褐色。茎略呈 4 棱，黄绿色或黄棕色，质脆中空。叶对生，无柄，呈卵形或卵圆形，全缘，具细小透明油点，基出脉 3 ～ 5 条。可见聚伞花序，花小，橙黄色，萼片、花瓣均为 5 枚。气微，味微苦。

【**性味**】

土家医 性冷，味淡、辣。

苗医 性冷，味苦。

【**功能主治**】

土家医 透湿退黄，赶火明目，败毒消肿，活血止痛。主治黄疸病，火眼病，毒蛇咬伤，跌伤肿痛等。

苗医 清热解毒，除湿消肿，散瘀止痛，散血调经。主治湿热黄疸，泄泻，痢疾，痈疖肿毒，乳蛾，口疮，目赤肿痛，月经不调，跌打损伤。

【用法用量】

土家医 内服：水煎，10～30g。外用：适量，煎水洗，或鲜品捣敷；煎水熏洗患眼，1日3～4次，或与其他药物合用治疗火眼。

苗医 内服：煎汤，15～30g，鲜品30～60g。外用：捣敷或煎水洗。

【贮存】置干燥处。

9. 四叶参

【土家药名】尔他惹欸参 ex tax rex eix senx

【来源】桔梗科植物羊乳 *Codonopsis lanceolata*（Sieb. & Zucc.）Trautv. 的根。春、秋季采挖，除去须根，洗净，晒干。

【炮制】取原药材，除去须根，润透，纵切，晒干，或蒸后切片晒干。

【成品性状】本品为圆片状。切面灰黄色或者浅棕色，皮部与木部无明显区分。气微，微甜、微苦。

【性味】土家医 性平，味甜。

【功能主治】土家医 补益脾肺，攻毒消痈。主治体虚，产后缺乳，肺虚咳嗽，肺痈，乳痈，疔疮肿毒。

【用法用量】土家医 内服：水煎，10～30g。外用：适量，捣敷。

【贮存】置通风干燥处。

10. 四两麻

【土家药名】惹子麻 rev zix mar

【苗药名】芮嘎鲁 reib ghad nus

【来源】为马兜铃科植物大叶细辛 *Asarum maximum* Hemsl.、杜衡 *Asarum forbesii* Maxim. 或汉城细辛 *Asarum sieboldii* Miq. 的根及茎或全草。春、夏二季采挖洗净，鲜用或阴干。

【炮制】取原药材，除去杂质，抢水洗净，切段，阴干。

【成品性状】为中段，根为细长圆柱形，外表面灰棕色，质脆，易折断，断面黄白色，根茎呈不规则结节状或圆柱形结节状，灰褐色，节明显，可见叶柄痕和根痕。叶皱缩，黄绿色或墨绿色，多破碎。气清香，味辛辣，略有麻舌感。

【性味】

土家医 性热，味辣、麻、苦。有小毒。

苗医 性热，味辛、微辣。

【功能主治】

土家医 赶寒止痛，赶风发表，赶气活血，杀虫止痛。主治筋骨冷痛，风寒感冒，跌伤肿痛，虫牙痛等。

苗医 宣肺止咳，化痰利尿，活血止痛。主治外感风寒，咳嗽，肠炎，风湿关节痛，牙疼。

【用法用量】

土家医 内服：水煎，3～5g。外用：适量，鲜品捣揉，或根塞牙缝。

苗医 内服：煎汤，2～6g，或浸酒，或做散剂。

【注意】有小毒。咯血者、孕妇忌服。

【贮存】置通风干燥处。

11. 仙桃草

【土家药名】鲁嘎阿沙席克查 lux gax ax sax xir ker car

【苗药名】蛙整伦 uab zend dlenx

【来源】本品为玄参科植物蚊母草 *Veronica peregrina* L. 带虫瘿的全草。5 月至 6 月虫瘿膨大略带红色时采收，洗净，立即蒸至上大汽，干燥。

【炮制】取原药材，除去杂质，抢水洗净或喷淋清水，稍润后切长段，干燥，筛去灰屑。

【成品性状】为长段。根纤细，须状。茎圆柱形，有的已压扁，直径 1 ～ 2mm，外表面黄褐色至棕褐色，具细纵纹，可见对生的分枝，切面中空。叶多破碎和皱缩，褐绿色至黑绿色，狭细。花小，黄褐色，少见。果实心形，略扁，长约 3mm，宽大于长，黄褐色，顶端中央凹入，内有多数细小的种子，长约 0.5mm，并可见表面粗糙的黑色虫瘿。质坚脆。气微，味淡。

【性味】

土家医 性平，味甜、微辛。

苗医 性热，味甜、微辛。

【功能主治】

土家医 化瘀止血，清热消肿，理气止痛。主治跌打损伤，咽喉肿痛，痈疽疮疡，咳血，吐血，衄血，便血，肝胃气痛，疝气痛，痛经。

苗医 活血消肿，止血，止痛。主治吐血，咯血，便血，跌打损伤。

【用法用量】

土家医 内服：水煎 6 ～ 15g。外用：适量，研末用白酒调敷患处。

苗医　内服：水煎 6 ～ 15g，或研末，或捣汁服。外用：鲜品适量，捣烂外敷或煎水洗。

【注意】孕妇忌服。

【贮存】置干燥处。

12. 白龙须

【土家药名】叶克枫　yer kex hongx

【苗药名】喔闭拿哪坚　ghob bix lead hlat jianb

【来源】八角枫科植物八角枫 *Alangium chinense*（lour.）Harms 的须根及根。全年均可采挖，洗净，鲜用或晒干。

【炮制】

土家医　除去杂质，洗净，稍润，根切薄片，须根切段，晾干。

苗医　除去杂质，抢水洗净，润透，切短段，干燥，筛去灰屑。

【成品性状】本品呈不规则的段或薄片。根呈结节状段，多弯曲或扭曲，表面光滑，黄白色至黄褐色，可见棕色斑点和须根痕。断面黄白色，有点状突起，中央有明显木心。须根呈圆柱形段。外表皮黄白色至棕黄色。气微，味淡、微苦、微辛。

【性味】

土家医　性温，味淡，微辛、微甘。

苗医　性热，味辣、麻。有毒。

【功能主治】

土家医　祛风湿，舒筋活血，清热祛痰，止咳。主治风湿痹痛，关节、腰腿疼痛，跌打损伤，骨折，虚劳，骨蒸潮热，肺痨咯血，肺热咳嗽，烫伤。

苗医 祛风除湿，舒筋活络，散瘀止痛。主治风湿痹痛，四肢麻木，跌仆损伤。

【用法用量】

土家医 内服：水煎，6～9g。外用：适量，捣敷或熬膏，涂搽患处。

苗医 内服：煎汤，须根1～3g，根3～6g。外用：适量，捣敷或煎汤洗。

【注意】苗医认为白龙须有毒，其主要成分易溶于脂肪中，故不宜与肉共煮，以防中毒。不宜过量服用及长期服用。孕妇禁服。老、弱、幼及心肺功能不全者慎用。

【贮存】置干燥处，防潮、防霉、防蛀。

13. 白四块瓦

【土家药名】阿实瓦惹西 ar sir wax rev xix

【苗药名】加九留 jab jex liux

【来源】本品为金粟兰科植物宽叶金粟兰 *Chloranthus henryi* Hemsl. 或多穗金粟兰 *Chloranthus multistachys* S. J. Pei 的根及根茎。夏、秋季采挖，除去地上部分与泥沙，晒干。

【炮制】取原药材，除去杂质，洗净，沥干，切段，干燥。

【成品性状】

宽叶金粟兰 呈不规则短圆柱形中段片。表面黑褐色、灰褐色或灰黄色。质脆，切面木心黄白色。气微，味辛、微苦，稍麻舌。

多穗金粟兰 表面棕褐色，有枝根痕。质脆，切面平整，皮部土黄色，木部淡黄色。气微，味辛、微苦，稍麻舌。

【性味】

土家医 性热，味辣、苦、微甜。有毒。

苗医 性冷，味麻、苦。有毒。

【功能主治】

土家医 活血通经，散寒燥湿，赶风止痛，补气养血。主治产后瘀血腹痛，腹痛腹泻，风湿腰痛，气血不足等。

苗医 舒筋活络，祛风止痛，清热解毒，消肿。主治风湿痹痛，跌打损伤，肺痨，无名肿毒。

【用法用量】

土家医 内服：水煎或泡酒 1.5 ～ 3g。外用：适量，捣敷或煎水熏洗。

苗医 内服：煎汤 3 ～ 6g，或泡酒服。外用：适量，捣敷或煎水熏洗。

【注意】孕妇忌服。

【贮存】置通风干燥处。

14. 白英

【土家药名】是嘎阿石二拉 sif gax ar sir ef lax

【苗药名】芮果比 reib guol bid

【来源】为茄科植物白英 *Solanum lyratum* Thunb. 的全草。夏、秋二季采收，除去杂质，洗净，晒干。

【炮制】取原药材，除去杂质，喷淋清水，稍润，切长段，晒干。

【成品性状】为长段。根较细，稍弯曲，浅棕黄色。茎圆柱形，稍有棱，直径 2 ～ 7mm。外表皮灰绿色或灰黄色，密被灰白色的茸毛。老茎茸毛较少或无，具纵皱纹，切面淡绿色，纤维性，中央形成空洞。叶皱缩卷曲，密被茸毛；叶柄长 1～2cm。有的可见淡黄色至暗红色的果实。种子近圆形，扁平。气微、味淡。

【性味】

土家医 性冷，味苦。有小毒。

苗医 性冷，味苦、涩。

【功能主治】

土家医 赶火败毒，退烧止惊，利胆退黄，除湿止带。主治疱疮肿毒，小儿惊风，黄疸，摆白病。

苗医 清热利湿，祛风解毒。主治风湿关节痛，黄疸，水肿，丹毒，疥疮。

【用法用量】

土家医 内服：水煎，9～15g。

苗医 内服：煎汤，10～30g。

【注意】有小毒，不宜过量服用，否则会出现咽喉灼热感及恶心、呕吐、眩晕、瞳孔散大等中毒反应。

【贮存】置通风干燥处，防蛀。

15. 瓜子七（瓜子金）

【土家药名】方嘎布里七 huanx gax buf lix qir

【苗药名】得芮努朵 deb reib nus doub

【来源】为远志科植物瓜子金 *Polygala japonica* Houtt. 的全草。春末花开时采挖，洗净，鲜用或晒干。

【炮制】取原药材，除去杂质，洗净，沥干，切中段，晒干。

【成品性状】为中段。根呈圆柱形，直径约 3mm，表面黄褐色，有细纵纹，质硬，切面黄白色。茎黄褐色，有的下部呈紫褐色，被细柔毛。叶互生，具短柄，叶片卵形或椭圆形或卵状披针形，全缘，灰绿色至黄绿色，有的紫褐色，叶片革质。总状花序，花蝶形。荚果宽卵形而扁，直径约 5mm，边缘具膜质宽翅，黄绿色，无毛，萼片宿存。种子扁卵形，表面棕褐色。气微，根味辛，叶微苦。

【性味】

土家医 性微冷，味辣、甜、苦。

苗医 性冷，味苦、辛。

【功能主治】

土家医 调经助孕，镇静安神，化痰止咳，燥湿止带，活血消肿，益精补气，解毒。主治无子症，失眠症，咳嗽痰多，口腔炎，咽喉肿痛，小儿惊风，小儿肺炎，小儿疳积，跌打损伤，心胃气痛，摆白病，泌尿系结石，乳腺炎，骨髓炎；外用治疗毒蛇咬伤，疔疮疖肿等。

苗医 祛痰镇咳，活血消肿，宁心安神，解毒止痛。主治咳嗽痰多，慢性喉痹，失眠，跌打损伤，风湿痛，痈疽疮毒，毒蛇咬伤。

【用法用量】

土家医 内服：水煎，30 ～ 50g。外用：适量，鲜品捣敷。

苗医 内服：煎汤，6 ～ 15g，鲜品 30 ～ 60g；或研末，或浸酒。外用：适量，捣烂外敷或研末调敷。

【注意】

1. 本品的别名还有女儿红、对月草、铁筷子等，因易与其他植物药名称或别名混淆，不应使用。

2. 有的土家医药文献记载，取全草适量捣烂，加淘米水浸含，可用于治疗口腔炎、咽喉炎。

【贮存】置干燥处。

16. 鸟不站（刺老包）

【土家药名】 坐苦卡 zof kux kar

【苗药名】 杜巴母 ndut bad mus

【来源】 五加科植物棘茎楤木 *Aralia echinocaulis* Hand.–Mazz. 或楤木 *Aralia elata*（Miq.）Seem. 的根皮。全年均可采收，晒干。

【炮制】

鸟不站 取原药材，除去杂质，抢水洗净，润透，切短段片，及时干燥。

蜜炙鸟不站（土家医） 取鸟不站片，加蜜汁适量，拌匀，加热炒至黄色。

【成品性状】

鸟不站 呈扭曲的卷筒状、槽状或较平的短段片，厚1～3mm。外表面灰褐色或黄褐色，粗糙，栓皮呈鳞片状，易剥落，剥落处显黄褐色，内表面呈淡黄色至深褐色，有细纵纹，偶可见黄褐色油脂状物，切面略整齐，黄褐色。体轻，质脆，易折断。气微香，味微苦涩。

蜜炙鸟不站 本品形同鸟不站，偶见焦斑，有蜜香气。

【性味】

土家医 性温，味辛、苦。

苗医 性热，味麻、辣。

【功能主治】

土家医 赶风止痛，接骨续筋，除湿止带，化痰透脓，赶气醒神。主治风气病，跌打损伤，摆白病，巴骨流痰，气癫。

苗医 祛风除湿，利水消肿，活血解毒，散瘀止痛。主治风湿关节痛，腰腿酸痛，水肿，胃脘痛，吐血，衄血，跌扑损伤，骨折，痔疮，骨髓炎。

【用法用量】

土家医 内服，水煎或泡酒，15 ～ 30g。外用：适量，煎水洗或捣敷。

苗医 内服，煎汤，15 ～ 30g，或泡酒。外用：适量，捣敷，或酒浸外涂。

【注意】孕妇慎服。

【贮存】置干燥处，防潮、防霉、防蛀。

17. 头顶一颗珠

【土家药名】科巴我布里梯 kox bax ngox buf lix tix

【来源】本品为百合科植物延龄草 *Trillium tschonoskii* Maxim. 的根及根茎。夏末、秋初采挖，除去茎叶，洗净，鲜用或阴干。

【炮制】

头顶一颗珠 取原药材，除去杂质，喷淋清水，稍润，切片，晾干。

醋炙头顶一颗珠 取头顶一颗珠饮片置锅中，用文火炒热后，再边炒边淋醋，炒至微黄色时取出，放凉。醋炙后增强其舒肝止痛作用。

【成品性状】

头顶一颗珠 本品呈圆形或椭圆形的片，直径 1 ～ 2cm。表面暗褐色或棕褐色，顶端有淡黄色膜质鳞片及残留的茎基脱落后的痕迹，质坚实，切断面黄白色或淡黄棕色，粉性。须根多数，细柱状，黄色或黄棕色，上端有环状横纹，须根常编成小辫状，质松软，断面白色，有空隙，皮部易与木部分离。气微，味微甜。

醋炙头顶一颗珠 形同头顶一颗珠，颜色加深，有醋味。

【**性味**】土家医 性热，味甜、微辣。有小毒。

【**功能主治**】土家医 镇静止痛，活血疗伤，调经，止血。主治眩晕头痛，跌打损伤，月经后期，刀伤出血等。

【**用法用量**】土家医 内服：水煎，6 ～ 9g，研末 3g，泡酒 15 ～ 30g。外用：适量，研末外敷，或泡酒涂敷。

【**贮存**】置阴凉干燥处。

18. 苞谷七（开口箭）

【**土家药名**】母机纳七 mux jix lar qir

【**苗药名**】各痕 ghob hend

【**来源**】本品为百合科植物万年青 *Rohdea japonica*（Thunb.）Roth. 的根茎。全年均可采收，洗净，晒干。

【**炮制**】取原药材，除去须根，洗净，稍润，斜切成厚片，干燥。

【**成品性状**】本品为圆形或椭圆形的厚片。表面灰棕色至黄绿色，节明显，具点状须根痕。节间具环纹，近节处环纹较密。质硬，易折断，断面黄白色至淡黄棕色。气微，味微甘而后苦。

【**性味**】

土家医 性冷，味甜、辣。

苗医 性冷，味苦、甜。有毒。

【**功能主治**】

土家医 赶火败毒，消肿止痛，活血疗伤，止咳止血。主治蛾子，毒蛇咬伤，跌打损伤，水火烫伤，无名肿毒，疡子，咳嗽，咯血等。

苗医 清热解毒，强心利尿，凉血止血。主治咽喉肿痛，白喉，疮疡肿毒，蛇虫咬伤，心力衰竭，水肿臌胀，咯血，吐血，崩漏。

【用法用量】

土家医 内服：水煎或含咽，1.5 ～ 3g。外用：适量，研末调敷。

苗医 内服：煎汤，3 ～ 9g，鲜品可用至 30g，或浸酒，或捣汁。外用：适量，鲜品捣烂外敷，或捣汁涂，或塞鼻，或煎水熏洗。

【注意】孕妇忌服。

【贮存】置干燥处。

19. 苞谷须

【土家药名】包布拉爬 baov buf lav par

【苗药名】各你包绕 ghob nis baod reud

【来源】为禾本科植物玉蜀黍 *Zea mays* L. 的花柱和柱头。于苞谷成熟时采收，摘取花柱和柱头，晒干。

【炮制】取原药材，除去杂质，切 2 ～ 3cm 长段。

【成品性状】呈线状或须状，淡黄色至红棕色，有光泽。柱头短，2 裂，质柔软。气微，味微甜。

【性味】

土家医 性平，味甜、淡。

苗医 性微冷，味甜、淡。

【功能主治】

土家医 消水通淋，透湿退黄，补虚止汗，通络助孕。主治水肿病，尿石症，黄疸病，不孕症等。

苗医 利尿消肿，清肝利胆。主治水肿，小便淋漓，黄疸，糖尿病，高血压，吐血，崩漏等。

【用法用量】

土家医 内服：水煎，30 ～ 100g。

苗医 内服：煎汤，15 ～ 30g，大剂量 60 ～ 90g，或烧存性研末。外用：适量，烧烟吸入。

【贮存】置干燥处，防压、防蛀。

20. 半边钱（破铜钱）

【土家药名】铜钱皮嘎拉 tongr qianr pir gar lax

【苗药名】芈则 mit nzheil

【来源】为伞形科植物积雪草 *Centella asiatica*（L.）Urb. 的全草。夏、秋二季采收，洗净，鲜用或晒干。

【炮制】取原药材，除去杂质，洗净，切中段，晒干。

【成品性状】为中段。根圆柱形，直径 1 ～ 1.5mm，表面浅黄色或灰黄色。茎细长，黄棕色，有细纵皱纹，节上常着生须状根。叶片多皱缩、破碎，直径 1 ～ 4cm，灰绿色，边缘有粗钝齿，有叶柄，扭曲。伞形花序。双悬果扁圆形，有明显隆起的纵棱及细网纹，果梗甚短。气微，味淡。

【性味】

土家医 性冷，味淡、辛。

苗医 性冷，味苦、辛。

【功能主治】

土家医 解砒霜毒，赶火生津，利尿化石，败毒消肿，活血疗伤。主治砒霜中毒，高热烦渴，咽喉肿痛，热泻，尿路结石，肾病水肿，毒蛇咬伤，毒蕈中毒，湿疹，疔痈肿毒等。

苗医 清热利湿，活血止血，解毒消肿。主治发热，咳喘，咽喉肿痛，肠炎，痢疾，湿热黄疸，水肿，淋证，尿血，痛经，崩漏，丹毒，瘰疬，疔疮肿毒，带状疱疹，跌打肿痛，外伤出血，蛇虫咬伤。

【用法用量】

土家医 内服：水煎，30 ～ 60g，或鲜品捣汁服。外用：适量，鲜品捣敷。

苗医 内服：煎汤，9 ～ 15g，鲜品 15 ～ 30g，或捣汁服。外用：适量，捣烂外敷或绞汁涂。

【注意】脾胃虚寒者忌服。

【贮存】置干燥处。

21. 半截烂（雪里见）

【土家药名】窝他捏弄 banf jier lanf

【来源】天南星科植物奇异南星 *Arisaema decipiens* Schott 的根茎。夏、秋二季采挖，除去残茎、须根和杂质，洗净，鲜用或晒干。

【炮制】

半截烂 将鲜品置于火灰中烫去外皮，晒干。

童便制半截烂 鲜品用童便浸泡 7 天，干品浸泡 10 天，每天更换童便，捞起，晒干。

蒸制半截烂 将鲜品洗净，刮去粗皮，将生姜片铺在下层，上层放半截烂，蒸 2 ～ 3 小时，取出，晒干。

【成品性状】

半截烂 本品呈类圆形、长椭圆形或不规则的厚片。外表皮黄褐色、黄棕色或黑褐色，稍显粗糙，密生细环纹和点状根痕。切面黄白色至棕褐色，可见许多的白色细小亮点。质坚实而硬，粉性。无臭，味淡而辛辣，麻舌。

童便制半截烂　形同半截烂，颜色加深，微有尿腥味，微麻舌。

蒸半截烂　形同半截烂，颜色加深，角质状，微麻舌。

【性味】土家医　性热，味麻、辣。有大毒。

【功能主治】土家医　麻醉镇痛，赶风安神，赶寒除湿，活血疗伤，败毒消肿等。主治痛症，风癫，寒气病，跌打筋伤，毒蛇咬伤。

【用法用量】土家医　内服：0.3 ～ 0.6g，以饭团、面片或豆腐包裹或装入胶囊中吞服。外用：适量，磨酒涂搽，或鲜品捣敷。

【注意】本品有大毒，内服须用制半截烂，吞服时禁止咀嚼。孕妇、小儿及体弱者禁服。

【贮藏】置阴凉干燥处，防蛀。

22. 汁儿根（鱼腥草）

【土家药名】尚矮鸡纳　sanf ngaix jix lar

【苗药名】芮竹　reib zhud

【来源】本品为三白草科植物蕺菜 *Houttuynia cordata* Thunb. 的全草。全年均可采收，洗净，鲜用或晒干。

【炮制】

汁儿根　鲜用捣碎或取原药材，除去杂质，抢水洗净，切中段，干燥，筛去灰屑。

煨汁儿根　将鲜汁儿根洗净后，用菜叶包紧，放在炭火上烤至半生半熟，取出，捣烂外用。

【成品性状】为中段。茎扁圆柱形，直径 2 ～ 3mm，表面棕黄色或灰绿色。叶多皱缩、破碎，灰绿色或暗棕色，搓碎有鱼腥气。穗状花序黄棕色，具苞片4枚。味微涩。

【性味】

土家医 性冷，味辣。

苗医 性冷，味甜、酸、辛。

【功能主治】

土家医 赶火平喘，止惊定痉，败毒消肿。主治高热不退，肺热咳喘，小儿惊风，蜈蚣咬伤等。

苗医 清热解毒，消痈排脓，利尿消肿。主治肺痈吐脓，痰热喘咳，蛾子，热痢，痈肿疮毒，热淋。

【用法用量】

土家医 内服：水煎，30～50g，单方用至100g，鲜品加倍。外用：适量，捣敷或捣汁涂。

苗医 内服：煎汤，10～30g，或鲜品捣汁服，用量加倍。外用：适量，捣烂外敷或煎汤熏洗。

【注意】不宜久煎。

【贮存】置通风干燥处，防虫蛀。

23. 头晕草

【土家药名】科巴孟席克查 kox bax mongf xir ker car

【苗药名】锐呆 reib ded

【来源】本品为蔷薇科植物柔毛路边青 *Geum japonicum* var. *chinense* F. Bolle 及路边青 *Geum aleppicum* Jacq. 的全草。夏、秋二季采收，除去杂质，洗净，鲜用或晒干。

【炮制】取原药材，除去杂质，洗净，切段，干燥。

【成品性状】为中段。根茎表面粗糙，直径5～10 mm，棕褐色或黑褐色，上部着生多数棕色的须根。茎叶均密被灰白色柔毛，主茎枝略侧扁，有纵沟，茎上部分枝较柔弱。叶片皱缩，基部宽楔形，边缘呈锯齿状，叶端圆钝或急尖。花梗长，花萼5裂，裂片之间各有卵状披针形小裂片一枚，密被长毛。聚合果近球形，瘦果窄长，密被长毛，花柱宿存。气微，味淡、微涩。

【性味】

土家医 性冷，味辣、苦。

苗医 性热，味辣。

【功能主治】

土家医 定晕安神，赶火止泻，燥湿止带，通经止痛。主治头晕失眠，热泻症，摆白病，痛经，风气病，跌打筋伤，疱疮。

苗医 解表散寒，平肝养阴，活血消肿，益气补血。主治虚损痨伤，虚弱咳嗽，风寒感冒，头晕目眩，小儿惊风，风湿痹痛，月经不调，疮疡肿痛。

【用法用量】

土家医 内服：水煎，10～30g。外用：鲜品适量，捣烂外敷。

苗医 内服：煎汤，9～30g。外用：适量，鲜品捣烂外敷。

【贮存】置干燥处。

六　画

1. 奶浆草

【土家药名】忙泽席克查 manr cer xir ker car

【苗药名】芮巴敢哩 reib bad giant hliet

【来源】为大戟科植物斑地锦草 *Euphorbia maculata* L. 或地

锦草 *Euphorbia humifusa* Willd. ex Schltdl 的全草。夏、秋二季采收，除去杂质，洗净，鲜用或晒干。

【炮制】

奶浆草 取原药材，除去杂质，洗净，切段，晒干。

炒奶浆草（土家族） 取奶浆草段 100g，用腊猪油 30g，红糖 50g，置锅内用文火炒热至焦黄色，出锅，晾干即可。

奶浆草炭 取奶浆草段，置锅内，用武火加热，炒至表面略呈焦黑色，喷适量清水，出锅凉透。

【成品性状】

奶浆草 本品呈段状。根细小。茎细，呈叉状分枝，表面黄绿色或紫红色，光滑无毛或疏生白色细柔毛，质脆，易折断，断面黄白色，中空。单叶对生，具淡红色短柄或几无柄，叶片多皱缩或已脱落，绿色或带紫红色，通常无毛或疏生细柔毛，先端钝圆，基部偏斜，边缘具小锯齿或微呈波状。可见蒴果三棱状球形，表面光滑。种子细小，卵形，褐色。气微，味微涩。

炒奶浆草 形同奶浆草，颜色加深，焦黄色，油性，有光泽，有焦糖气，味甜。

奶浆草炭 形同奶浆草，焦黑色，味苦、涩。

【性味】

土家医 性微冷，味涩、辣、苦。

苗医 性冷，味涩。

【功能主治】

土家医 赶火燥湿，收敛止血，赶风止痒，败毒消肿。主治湿热泻痢，湿热黄疸，多种出血，风坨，湿疹，毒蛇咬伤等。

苗医 清热解毒，利湿退黄，活血止血。主治痢疾，泄泻，黄疸，咳血，吐血，尿血，便血，崩漏，乳汁不下，跌仆肿痛及热毒疮疡。

【用法用量】

土家医 内服：水煎，15 ～ 30g，鲜品加倍。外用：适量，鲜品捣敷或煎水洗。

苗医 内服：煎汤，10 ～ 15g，鲜者 15 ～ 30g，或入散剂。外用：适量，鲜品捣烂外敷或干品研末撒。

【贮存】置干燥通风处。

2. 吉祥草

【土家药名】窝列碰七 wov ler pongf qir

【苗药名】嘎吉西 nggab gid xil

【来源】为百合科植物吉祥草 *Reineckea carnea*（Andr.）Kunth 的全草。全年均可采收，除去杂质，洗净，鲜用或晒干。

【炮制】

吉祥草 取原药材，除去杂质，淋润，切段，干燥，筛去灰屑。

酒炙吉祥草 取吉祥草饮片，置锅中炒热，边炒边洒酒，炒至微黄时取出，放凉备用。

【成品性状】

吉祥草 为中段。根状茎呈圆柱形，直径 2 ～ 5mm，表面黄棕色或黄绿色，节明显，稍膨大，具皱缩纹，常有残留的膜质叶鞘和须根。叶片绿褐色或棕褐色，多皱、折，或破碎，全缘，无柄，叶脉平行，中脉明显。气微，味甘、微苦。

酒炙吉祥草 本品形如吉祥草，偶见焦斑，略有酒气。

【性味】

土家医 性凉，味甜。

苗医 性冷，味苦、甜。

【功能主治】

土家医 清肺止咳，凉血止血，解毒利咽。主治肺热咳嗽，咽喉肿痛，目赤翳障，咯血，吐血，衄血，便血，风湿疼痛，痈肿疮疖。

苗医 滋阴润肺，解毒利咽，凉血止血，散瘀。主治肺燥咳嗽，阴虚咳嗽，咳血，吐血，衄血，便血，咽喉肿痛，目赤翳障，痈肿疮疖，跌打损伤，肝炎，疳积。

【用法用量】

土家医 内服：水煎，15 ～ 30g，鲜品 30 ～ 60g。外用：适量，泡酒揉搽。

苗医 内服：煎汤，10 ～ 15g，鲜品加倍。外用：适量，捣敷。

【贮存】置干燥处，防潮、防霉、防蛀。

3. 多须公

【土家药名】科此巴托托 kov cix bax tor tor

【苗药名】各该缪 ghob niex mloul

【来源】菊科植物多须公 *Eupatorium chinense* L. 的全草。夏、秋二季采收，除去杂质，洗净，鲜用或晒干。

【炮制】去除杂质，洗净，切段，晒干。

【成品性状】本品为不规则的段。茎呈圆柱形，表面黄棕色或黄绿色，上部茎或花序分枝被细柔毛，断面髓白色或中空。根茎较粗壮，可见多数细长的根。叶对生，叶片多皱缩、破碎，绿褐色。有的可见伞房花序。气微，味苦。

【性味】

土家医 性冷，味辣、苦。

苗医 性冷，味苦、甘。有毒。

【功能主治】

土家医 赶火退热，平喘止咳，活血疗伤，败毒消肿，杀虫止痒。主治火热症，蛾子，跌打肿痛，风气病，毒蛇咬伤，诸疮疔毒。

苗医 清热利咽，凉血散瘀，解毒消肿。主治咽喉肿痛，白喉，吐血，血淋，赤白下痢，跌打损伤，痈疮肿毒，毒蛇咬伤，水火烫伤。

【用法用量】

土家医 内服：水煎，15～30g，或泡酒。外用：适量，鲜品捣敷，或研磨调搽。

苗医 内服：煎汤，10～20g，鲜品 30～60g。外用：适量，捣烂外敷或煎水洗。

【注意】孕妇禁服。

【贮存】置通风干燥处。

4. 扣子七

【土家药名】三七阿石 sanx qir ar sir

【来源】五加科植物大叶三七 *Panax pseudoginseng* Wall. var. *japonicus*（C. A Mey.）Hoo et Tseng 及羽叶三七 *Panax pseudoginseng* Wall. var. *bipinnatifidus*（Seem.）Li. 呈串珠状的根茎。秋季采挖，除去须根及杂质，洗净，晒干。

【炮制】

扣子七 取原药材，除去杂质、洗净，干燥，用时捣碎。或洗净，润透，切圆形厚片，干燥，筛去灰屑。

蜜扣子七 取原扣子七药材，加适量蜂蜜和适量水，煮至水将干时取出，切片，晒干（扣子七 1kg，蜂蜜 5g）。

【成品性状】

扣子七 为扁圆形厚片或不规则碎块。表面灰棕或黄棕色，粗糙，具致密的纵皱纹及明显的节。切面黄白色或淡黄色，可见排列成圈的淡黄色点状维管束，质硬而脆。气微，味苦、微甜。

蜜扣子七 形同扣子七，颜色加深，味甜。

【性味】土家医 性微温，味苦、微甜。

【功能主治】土家医 活血化瘀，消肿止痛，止血。主治跌打损伤，风湿疼痛，劳伤腰痛，崩漏，外伤出血，吐血，咯血。

【用法用量】土家医 内服：水煎，10 ～ 15g，或泡酒。外用：适量，捣烂外敷，或研末敷伤口。

【注意】孕妇忌服。

【贮存】置通风干燥处，防蛀。

5. 老鸦酸

【土家药名】席阿皮皮 xir av pir pir

【苗药名】芮江究 reib jangl njoud

【来源】酢浆草科植物酢浆草 *Oxalis corniculata* L. 的全草。夏、秋二季采收，除去杂质，洗净，鲜用或晒干。

【炮制】取原药材，除去杂质，洗净，切段，干燥。

【成品性状】为不规则的段片。茎圆柱形，上被疏长毛。叶纸质，皱缩或破碎，棕绿色。花黄色。蒴果圆柱形。具酸气，味咸酸而涩。

【性味】

土家医 性微冷，味酸。

苗医 性微冷，味酸、咸。

【功能主治】

土家医 收涩止泻，利湿消肿，活血疗伤，消食化积，敛疮。主治咽喉肿痛，口疮，牙痛，泄泻，痢疾，黄疸，淋症，赤白带下，跌打损伤，吐血，衄血，疔疮，疥癣。

苗医 清热利湿，凉血散瘀，消肿解毒。主治伤暑，泄泻，痢疾，黄疸，淋证，赤白带下，麻疹，吐血，衄血，咽喉肿痛，疔疮，痈肿，疥癣，痔疮，脱肛，跌扑损伤，蛇窜疮，蛇虫咬伤。

【用法用量】

土家医 内服：水煎，20～30g，鲜品加倍。外用：鲜品适量，捣烂外敷，或煎水漱口。

苗医 内服：煎汤，9～15g。外用：适量，泡酒或研粉外敷。

【注意】孕妇禁用。脾胃虚寒及体质虚弱者慎用。

【贮存】置通风干燥处。

6. 地苦胆

【土家药名】里克欸致子阿列 liv keif zif zix ax lex

【苗药名】比嘎唵 bid nggab anb

【来源】防己科植物青牛胆 *Tinospora sagittata*（Oliv.）Gagnep. 的块根。秋季采挖，晒干。

【炮制】

土家医 取原药材，去净杂质，用水浸泡至约七成透，取出，待润至内外湿度均匀，切薄片，晒干。

苗医 取原药材，除去杂质，润透，切片，干燥。

【成品性状】本品呈类圆形或不规则形的厚片。外表皮棕黄色至暗褐色，皱缩，凹凸不平。切面淡黄白色，有时可见灰褐色排列稀疏的放射状纹理，有的具裂隙。气微，味苦。

【性味】

土家医 性冷，味苦。

苗医 性冷，味苦。

【功能主治】

土家医 赶火败毒，燥湿止痢，消肿散结。主治蛾子，湿热泻痢，毒蛇咬伤，马铃疡（为土家医疾病二十四疡之一，相当于颈部淋巴结结核）等。

苗医 清热解毒，消肿止痛。主治咽喉肿痛，口舌糜烂，白喉，痄腮，热咳失音，脘腹疼痛，泻痢，痈疽疔毒，毒蛇咬伤。

【用法用量】

土家医 内服：水煎，6～10g，或研末吞服，每次1～3g。外用：适量，磨汁涂搽，或捣敷。

苗医 内服：煎汤，3～9g，研末，每次1～2g。外用：适量，捣烂外敷或研末吹喉。

【贮存】置通风干燥处。

【注意】本品过量服用易引起肝功能损害，用量不可过大。孕妇慎用。脾胃虚寒者忌用。

7. 地枇杷

【土家药名】里枇杷 liv pir par

【苗药名】比巴都 bid nbat doub

【来源】桑科植物地果 *Ficus tikoua* Bureau 的干燥地上部分。全年均可采收，除去杂质，晒干。

【炮制】

地枇杷 取原药材，除去杂质，洗净，润透，切短段，干燥。

蜜炙地枇杷（土家医） 取蜂蜜适量置锅中，加少量水稀释加热，投入地枇杷饮片，炒至微黄色，以不粘手为度，取出放凉。蜜炙后增强化痰止咳作用。

【成品性状】本品茎呈细长圆柱形段片，有的略扁，稍扭曲；表面棕褐色，粗糙，具纵向细纹；茎多分枝，节稍膨大；质稍硬脆，易折断；断面皮部较宽，木部黄色，髓部明显，常偏于一侧。叶略坚硬，纸质，叶多卷曲而皱缩，深黄绿色，完整者展开后呈倒卵状椭圆形，长 1.5 ～ 8cm，宽 1 ～ 4cm，顶端渐尖，基部圆形，边缘具波状圆锯齿，表面被短刺毛。果实球形至卵球形，直径 1 ～ 2cm，暗红色，表面多圆形瘤点。气芳香，味淡，嚼之有清凉感。

【性味】

土家医 性冷，味苦、微甜。

苗医 性冷，味苦。

【功能主治】

土家医 清热解毒，活血通络，利湿消肿。主治肺热咳嗽，痢疾，水肿，腹胀，腹泻，小儿食积不化，风湿痹痛，跌打损伤，无名肿痛。

苗医 清热利湿，活血通络，解毒消肿。主治咳嗽，痢疾，泄泻，水肿，黄疸，小儿消化不良，风湿疼痛，经闭，带下，跌打损伤，痔疮出血，无名肿痛。

【用法用量】

土家医 内服：水煎，10 ～ 15g。外用：适量，捣敷。

苗医 内服：煎汤，10 ～ 30g。外用：适量，捣敷。

【贮存】置阴凉干燥处。

8. 地胡椒（鹅不食草）

【土家药名】压嘎他席克查 yaf gaf tax xir ker car

【苗药名】赊豆 sheid doub

【来源】菊科植物石胡荽 *Centipeda minima*（L.）A. Braun & Asch. 的带花全草。夏、秋二季花开时采收，洗净，鲜用或晒干。

【炮制】取原药材，除去杂质，抖去泥沙，洗净，切中段。

【成品性状】本品为中段。须根纤细，淡黄色。茎细，多分枝，质脆，切面黄白色。叶小，近无柄，多已破碎，边缘有疏齿。头状花序小，黄色或黄褐色。气微香，久嗅有刺激感，味苦，微辛。

【性味】

土家医 性微热，味辣、苦。

苗医 性热，味辣。

【功能主治】

土家医 开窍醒神，发表止咳，赶食化积，明目退翳，散瘀消肿，通窍祛痰。主治暴病神昏，伤风咳嗽，小儿疳积，眼生星翳，鼻渊，百日咳，痢疾，跌打损伤，蛇虫咬伤，痈肿疮毒等。

苗医 通鼻利窍，止咳祛痰，祛风散寒，消翳。主治鼻炎，鼻窦炎，感冒，鼻渊，目翳涩痛，百日咳，毒蛇咬伤等。

【用法用量】

土家医 内服：水煎，15～30g，或炒食。外用：适量，研末吹鼻，或捣敷、塞鼻。

苗医 内服：煎汤，10～15g，或捣汁。外用：捣烂塞鼻，研末嗅鼻或捣敷。

【注意】阴虚内热者及孕妇忌用。有致恶心呕吐、烧灼感、胃痛等不良反应的报道。

【贮存】置通风干燥处。

9. 地黄花

【土家药名】此巴铜钱席克查 cix bax tomgr qianr xir ker car

【苗药名】芮赶抱 reib giand beut

【来源】报春花科植物过路黄 *Lysimachia christinae* Hance 的全草。夏、秋二季采收，洗净，鲜用或晒干。

【炮制】取原药材，除去杂质，抢水洗净，沥干，切长段，干燥。

【成品性状】为长段。根纤细，淡黄色。茎细，直径约1mm，有纵纹，表面棕色或暗棕色，切面实心。叶多皱缩，上表面灰绿色或棕褐色，下表面色较浅，主脉明显突起，两面有黑色或褐色的线条。花黄棕色，蒴果球形。气微，味淡。

【性味】

土家医 性冷，味淡、咸。

苗医 性冷，味苦、涩。

【功能主治】

土家医 利尿化石，败毒消肿，凉血止血。主治尿路结石，毒蛇咬伤，痔疮肿痛，血热吐血等。

苗医 清热退黄，赶水通淋，散瘀消肿，解毒，补漏。主治石淋，热淋，水肿，黄疸，疮毒痈肿，毒蛇咬伤，跌打损伤，药物中毒，野菌中毒，吊茄子，漏肠（脱肛）。

【用法用量】

土家医 内服：水煎，25 ～ 50g。外用：适量，煎洗，或捣敷。

苗医 内服：煎汤，15 ～ 60g，鲜品加倍，或捣汁饮。外用：适量，鲜品捣敷。

【注意】长期大量服用过路黄可产生头晕、心悸等不良反应，可能与利尿排钾有关，可适当补充钾盐。

【贮存】置通风干燥处。

10. 地雷

【土家药名】里墨他册 liv mef tax cer

【苗药名】比雷 bid nail

【来源】毛茛科植物单叶铁线莲 *Clematis henryi* Oliv. 的块根。秋、冬二季采收，洗净，晒干。

【炮制】

地雷片 取原药材，洗净，润透，切厚片，晒干，筛去灰屑。

地雷磨汁（土家族） 取鲜品洗净，用水、粮酒、童便或奶汁研磨。

米泔水磨汁 地雷生品 10g，用煮沸的米泔水磨汁。含漱治疗咽喉痛，内服治疗高热急惊风。

【成品性状】本品呈类圆形或不规则的厚片。外表面黄褐色至棕褐色，有纵皱纹，切面白色或淡白色，粉性，有稀疏的放射状纹理。质硬。气微，味微甘。

【性味】

土家医 性热，味辣、苦。

苗医 性凉，味辛、苦。

【功能主治】

土家医 活血疗伤，开窍醒神，定惊止痉，赶气止痛。主治跌打损伤，坠伤神昏，急惊风，胃脘胀痛等。

苗医 清热解毒，祛痰镇咳，行气活血，止痛。主治小儿高热惊风，咳嗽，咽喉肿痛，头疼，胃痛，跌打损伤，腮腺炎，疔疮肿毒，蛇咬伤，晕车，晕船。

【用法用量】

土家医 内服：水煎或磨水，5 ～ 10g。外用：适量，捣敷。

苗医 内服：煎汤或磨水，10 ～ 15g。外用：适量，研粉外敷。

【贮存】置通风干燥处，防蛀。

11. 地蜂子（蜂子七）

【土家药名】米马七 miv max qir

【苗药名】芮期扎 reib nqint zad

【来源】蔷薇科植物三叶委陵菜 *Potentilla freyniana* Bornm. 和中华三叶委陵菜 *Potentilla freyniana* var. *sinica* Migo 的根茎。秋季采挖，除去茎叶及泥沙，洗净，干燥。

【炮制】

地蜂子 取原药材，除去杂质，洗净，润透，切片或段，晒干。

地蜂子粉 取地蜂子片，干燥，碾成细粉。

【成品性状】

地蜂子 本品为圆形片或段，质坚硬，不易折断，断面颗粒状，深棕色或黑褐色，中央色深，在放大镜下可见白色细小结晶。气微，味微苦而涩，微具清凉感。

地蜂子粉 为灰白色粉末，气微，微苦，微具清凉感。

【性味】

土家医 性冷，味苦、涩。

苗医 性冷，味苦。

【功能主治】

土家医 清热败毒，止痛，止血，生肌。主治痢疾，腹泻，急性胃脘痛（急腹症），胃肠道溃疡，腰痛，牙痛（嚼烂含服），月经过多，痛经，带下，外伤出血，产后或流产后出血，胃肠出血，骨髓炎，痔疮肿痛，烧烫伤，小儿疳积。

苗医 清热解毒，敛疮止血，散瘀止痛。主治痢疾，肠炎，痈肿疔疮，烧、烫伤，瘰疬，痔疮，毒蛇咬伤，崩漏，月经过多，产后出血，外伤出血，跌打损伤。

【用法用量】

土家医 内服：水煎或泡酒，6～15g，或研末，每次1.5～3g。外用：适量，煎水洗或研末调敷。

苗医 内服：煎汤，10～15g，或研末服，1～3g，或浸酒。外用：适量，捣烂外敷，或煎水洗，或研末撒。

【贮存】置阴凉干燥处。

12. 百味莲

【土家药名】克欸致子科莲 keif zif zix kuov lianr

【苗药名】比排唵 bid nbet anb

【来源】葫芦科植物雪胆 *Hemsleya chinensis* Cogn. ex F. B. Forbes & Hemsl.、毛雪胆 *Hemsleya chinensis* var. *polytricha* Kuang & A. M. Lu 的块根。秋末叶黄时采挖，除去杂质，洗净，晒干。

【炮制】

百味莲 取原药材，洗净，润透，切厚片，晒干。

麸炒百味莲 取麦麸置锅中炒热后，投入百味莲片，不断翻炒至表面呈微黄色时，取出，筛去麦麸，放凉。

【成品性状】

百味莲 呈类圆形厚片。外表皮棕褐色或灰褐色，可见黄褐色疣状突起。切面淡黄色或灰白色。质坚实，粉性。气微，味极苦。

麸炒百味莲 形同百味莲，颜色加深，断面偶见焦斑，有焦香气。

【性味】

土家医 性寒，味苦。有小毒。

苗医 性冷，味苦。有小毒。

【功能主治】

土家医 赶火止痛，燥湿止泻，败毒消肿。主治胃脘灼痛，湿热腹泻，蛾子，毒蛇咬伤。

苗医 清热解毒，利湿消肿，健胃止痛。主治咽喉肿痛，目赤肿痛，牙痛，胃痛，痢疾，肠炎，肝炎，前列腺炎，尿路感染，痈肿疔疮，痔疮。

【用法用量】

土家医 内服：水煎，1 ～ 3g，研粉吞服，每次 0.5 ～ 1g。

苗医 内服：煎汤，3 ～ 5g，入粉、散剂，0.5 ～ 1g/ 次。外用：适量，捣敷或研末撒。

【注意】脾胃虚寒者、心脏病患者慎服。

【贮存】置干燥处，防潮、防霉、防蛀。

13. 白三七（竹根七）

【土家药名】三七阿石 sanx qir ar sir

【苗药名】比脚攻巴 bid jaos gongt bad

【来源】五加科植物竹节参 *Panax japonicus*（T. Nees）C. A. Meyer 的根茎。秋季采挖，除去主根及外皮，干燥。

【炮制】取原药材，除去杂质，洗净，润透，切圆形厚片，干燥，筛去灰屑。

【成品性状】为扁圆形厚片。表面灰棕色或黄棕色，粗糙，具致密的纵皱纹及明显的节。切面黄白色或淡黄色，可见排列成圈的淡黄色点状维管束，质硬而脆。气微，味苦、微甜。

【性味】

土家医 性微热，味甜、微涩。

苗医 性热，味甜、苦。

【功能主治】

土家医 峻补三元，强腰止痛，活血疗伤，收敛止血。主治虚劳病，肾虚腰痛，跌打损伤，多种出血等。

苗医 活血止血，滋补强壮。主治咳血，吐血，跌打损伤，产后血瘀腹痛，外伤出血。

【用法用量】

土家医 内服：水煎，5 ～ 10g，或研末，1 ～ 3g，或泡酒。

苗医 内服：煎汤，10 ～ 15g，或泡酒。

【贮存】置通风干燥处，防蛀。

14. 竹叶菜

【土家药名】母尔他哈车 mux ex tax hax cex

【苗药名】各你糯 ghop nis hlod

【来源】鸭跖草科植物鸭跖草 *Commelina communis* L. 的全草。夏、秋二季采收，洗净，鲜用或晒干。

【**炮制**】取原药材，除去杂质，洗净，切中段，晒干。

【**成品性状**】为中段。表面黄绿色或黄白色，较光滑。茎有纵棱，直径约 2mm，多有分枝或须根，节稍膨大，质柔软，切面中心有髓。叶互生，多皱缩破碎，完整者宽 1 ～ 2.5cm，先端尖，全缘，基部下延成膜质叶鞘，抱茎，叶脉平行。花多脱落，总苞佛焰苞状，心形，两边不相连，花瓣皱缩，蓝色。气微，味淡。

【**性味**】

土家医　性冷，味甜、淡。

苗医　性冷，味甜。

【**功能主治**】

土家医　赶火退烧，利尿消积，败毒消肿。主治高热不退，咽喉肿痛，水肿尿少，热淋涩痛，痈肿疔毒，痔疮，毒蛇咬伤等。

苗医　清热解毒，利水消肿。主治风热感冒，热病发热，咽喉肿痛，痈肿疔毒，水肿，小便热淋涩痛。

【**用法用量**】

土家医　内服：水煎，30 ～ 50g，鲜品加倍。外用：适量，捣敷或捣汁搽。

苗医　内服：煎汤，15 ～ 30g，鲜品 60 ～ 90g，或捣汁。外用：适量，捣烂外敷。

【**贮存**】置通风干燥处，防霉。

15. 血三七

【**土家药名**】灭尔当归　miev danx guix

【**苗药名**】密孝汤　mil xaob tangd

【**来源**】蓼科植物中华抱茎蓼 *Bistorta amplexicaulis* subsp.

sinensis（F. B. Forbes & Hemsl. ex Steward）Soják或抱茎蓼*Bistorta amplexicaulis*（D. Don）Greene的根茎。秋季采挖，除去须根及泥沙，洗净，鲜用或晒干。

【炮制】取原药材，除去杂质，洗净，润透，切厚片。

【成品性状】本品呈不规则扁圆形的厚片。外表面棕褐色至紫褐色，有的可见环节及残留的深棕色鳞片状叶鞘及须根或须根痕。切面红棕色至暗棕色，近边缘处有黄白色维管束小点，排列呈断续的环状。质硬而脆。气微，味涩而苦。

【性味】

土家医 性平，味苦、涩。有小毒。

苗医 性冷，味苦、微涩。

【功能主治】

土家医 清热解毒，散瘀止痛，止血。主治跌打损伤，骨折，崩漏，痛经，风湿疼痛，脘腹疼痛，外伤出血。

苗医 清解热毒，补血漏，通便，杀虫。主治肺结核漏血，急性肝炎，痢疾便秘，功能性子宫漏血，痔疮漏血；外用治猴儿包（腮腺炎），疥癣，乳痈，疔疮肿毒，烧伤，外伤漏血。

【用法用量】

土家医 内服：水煎，10～15g，或泡酒服。外用：适量，研末撒患处，或捣敷。

苗医 内服：煎汤，9～15g。外用：适量，鲜品捣烂敷。

【注意】脾胃虚寒或身体虚弱者禁服。

【贮存】置干燥处，防潮、防霉、防蛀。

16. 血水草

【土家药名】灭尔那这 miev naf zef

【苗药名】嘎溪务 nggab nqint wub

【来源】罂粟科植物血水草 *Eomecon chionantha* Hance 的全草。秋季采收，洗净，鲜用或晒干。

【炮制】

血水草 取原药材，除去杂质，洗净，润透，切短段，晒干。

酒血水草 取血水草，拌酒，待酒被吸净后，文火炒至棕黄色，取出放凉（血水草 1kg，白酒 200mL）。

血水草粉 取血水草段，干燥，碾成细粉，外用。

【成品性状】

血水草 根茎呈细圆柱形的段，弯曲或扭曲，直径 1.5 ～ 5mm。表面棕黄色，平滑，有细纵纹，节长 2 ～ 5mm，节上着生纤细的须状根。质脆，易折断，折断面不平坦，皮部红棕色，有棕色小点（维管束）。叶皱缩，多破碎，黄绿或棕黄色。气微，味微苦。

酒血水草 形同血水草，颜色加深，微有酒气。

血水草粉 为灰黄色粉末，气微，味苦。

【性味】

土家医 性冷，味苦。有小毒。

苗医 性冷，味苦，有小毒。

【功能主治】

土家医 赶火止痛，凉血止血，败毒生肌。主治胃脘疼痛，血热吐血，毒蛇咬伤，水火烫伤等。

苗医 清热解毒，活血止痛，止血。主治目赤肿痛，咽喉疼痛，口腔溃疡，疔疮肿毒，毒蛇咬伤，癣疮，湿疹，跌打损伤，腰疼，咳血。

【用法用量】

土家医 内服：水煎，10 ～ 15g，或捣汁，或入胶囊，每次

2～3g。外用：适量，捣敷或捣汁涂。

苗医 内服：煎汤，6～30g，或浸酒。外用：适量，鲜草捣烂敷，或晒干研末调敷，或煎水洗。

【注意】有小毒

【贮存】置阴凉干燥处。

17. 血蜈蚣

【土家药名】灭尔蜈蚣 miev wur gongr

【苗药名】芮大苏起 reib dab shud ngint

【来源】秋海棠科植物掌裂叶秋海棠 *Begonia pedatifida* H. Lév. 的根茎。9月至10月采挖，除去茎叶、须根，洗净，鲜用或晒干。

【炮制】取原药材，除去杂质，洗净，润透，切厚片，干燥。

【成品性状】本品为类圆形厚片。表面棕红色或灰棕褐色，可见细皱纹及圆形根痕，偶见椭圆形叶柄痕。切面棕红色至暗红色，有浅色筋脉小点。质轻脆，易折断。有特异酸气，味酸、涩。

【性味】

土家医 性凉，味酸、涩。

苗医 性冷，味酸。

【功能主治】

土家医 活血祛瘀，止血止痛，赶火止痢，败毒消肿。主治跌打损伤，胃溃疡出血，崩漏，痛经，便血，尿血，吐血，衄血，咯血，外伤出血，腹泻痢疾，白口疮（口腔炎），湿疹，疮疖久不收口。

苗医 行血活血，赶火止痢，消肿止痛。主治跌打损伤，咯血，痢疾，淋痛白浊，闭经，蛇虫咬伤，小儿腹泻。

【用法用量】

土家医：内服：水煎，10～30g。外用：适量，捣敷。

苗医：内服：煎汤，10～30g。外用：适量，捣敷。

【注意】未育妇女忌用。

【贮存】置干燥处，防潮、防霉、防蛀。

18. 问荆

【苗药名】达弄务 dal nul ub

【来源】木贼科植物问荆 *Equisetum arvense* L. 的全草。5月至7月割取全草，阴干或鲜用。

【炮制】除去枯茎及残根，喷淋清水，稍润，切段，干燥。

【成品性状】本品为不规则的段。茎呈略扁圆柱形或圆柱形，浅绿色，有纵纹，节明显。节上有退化的鳞片叶，呈鞘状，先端有齿裂，硬膜质。小枝轮生，梢端渐细。气微，味苦、涩，微甜，嚼之略有沙粒感。

【性味】苗医 性冷，味苦、涩、微甜。

【功能主治】苗医 止血，利尿，明目。主治鼻衄，吐血，咯血，便血，崩漏，外伤出血，淋证，目赤翳膜。

【用法用量】苗医 内服：煎汤，3～15g。外用：适量，鲜品捣烂外敷，或干品研末撒。

【贮存】置通风干燥处。

19. 羊奶奶叶

【土家药名】若苦里 rof kuf lix

【苗药名】各弄比嘎厄 ghob nux bid nggab

【来源】胡颓子科植物胡颓子 *Elaeagnus pungens* Thunb. 的叶。全年均可采收，鲜用或晒干。

【炮制】

羊奶奶叶 取原药材，除去杂质，洗净，切丝，晒干。

酒炙羊奶奶叶（苗医） 取切好的羊奶奶叶丝，置锅中炒热，边炒边洒酒，炒至微黄时取出，放凉备用。

【成品性状】

羊奶奶叶 呈长短不一的丝条状。完整叶片先端钝或稍尖，基部圆形，边缘微波浪状而反卷，上表面黄绿色，有光泽，下表面灰白色，被白色鳞片，散生点状褐色鳞斑，厚革质。气微，味微涩。

酒炙羊奶奶叶 本品形同羊奶奶叶，呈微黄色，偶见焦斑，略有酒气。

【性味】

土家医 性微热，味酸、苦。

苗医 性冷，味酸、涩。

【功能主治】

土家医 止咳平喘，收敛止血，除湿止痛，涩肠止泻。主治咳嗽气喘，支气管炎，咯血，外伤出血，胃肠出血，风湿关节痛，久泻不止等。

苗医 散瘀消肿，接骨止痛，平喘止咳，清热利湿。主治跌打肿痛，骨折，外伤出血，风湿骨痛，哮喘。

【用法用量】

土家医 内服：水煎，15 ～ 30g。外用：适量，研末调敷，或煎汤熏洗。

苗医 内服：9 ～ 15g，煎汤或浸酒。外用：适量，捣碎，酒炒敷。

【贮存】置干燥处，防霉。

20. 江边一碗水

【土家药名】湖趴泽拉书 hur par cer lax sux

【来源】小檗科植物南方山荷叶 *Diphylleia sinensis* H. L. Li 的根茎。秋季采挖，除去残茎及须根，洗净，晒干。

【炮制】

江边一碗水 除去杂质，洗净，润透，切厚片，干燥。

童便制江边一碗水（土家医） 取净品，置童便中浸泡 7 天，取出，晾干。

【成品性状】

江边一碗水 本品呈类圆形的厚片，直径 0.2 ～ 0.5cm，表面棕褐色，常有部分栓皮层呈鳞片状脱落，有的可见少数细根及根痕。切面可见浅棕色皮部和木心。气微，味苦。

童便制江边一碗水 形同江边一碗水，微有尿腥气。

【性味】土家医 性冷，味苦、辣。有毒。

【功能主治】土家医 活血疗伤，赶风除湿，赶火败毒。主治跌打损伤，腰肌劳损，风湿骨痛，毒蛇咬伤等。

【用法用量】土家医 内服：水煎，1.5 ～ 3g。外用：适量，研末调敷，或煎水洗，或涂搽。

【注意】孕妇及月经过多者忌服。

【贮存】置干燥处，防潮、防霉、防蛀。

21. 阳雀花

【土家药名】恰亏哈卡普 diar kuix har kax pux

【苗药名】努叽热 nus jid rel

【来源】豆科植物锦鸡儿 *Caragana sinica*（Buc'hoz）Rehder 的花。4 月至 5 月花盛时采摘，晒干。

【炮制】

阳雀花 取原药材，除去杂质，洗净，干燥，筛去碎屑。

蜜炙阳雀花 取阳雀花，拌入蜜水，置锅中文火炒干或焙干。

【成品性状】

阳雀花 本品多皱缩，完整展开后为蝶形花，呈长形，花冠黄色或赭黄色；花萼钟状，基部具囊状凸起，萼齿 5 裂；花冠旗瓣狭倒卵形，基部粉红色；翼瓣顶圆钝，基部伸长呈短耳状，具长爪；龙骨瓣宽而钝，直立。气微，味淡。

蜜炙阳雀花 形如阳雀花，表面棕黄色，具光泽，略带黏性，具蜂蜜香气，味甘。

【性味】

土家医 性平，味甜。

苗医 性热，味甜。

【功能主治】

土家医 补虚健肚，益气养血，止咳。主治中元肚虚证，气血虚症，虚劳咳嗽，缺乳等。

苗医 补肾明目，和血祛风，解毒。主治干血劳，头晕头痛，耳鸣眼花，乳痈，痘疹透发不畅。

【用法用量】

土家医 内服：水煎，15 ～ 30g，单方可用至 50g 以上。

苗医 内服：煎汤，15 ～ 30g。外用：研末撒。

【贮存】置通风干燥处，防蛀。

22. 阳雀花根

【土家药名】恰亏哈卡普 diar kuix har kax pux

【苗药名】努叽热 nus jid rel

【来源】豆科植物锦鸡儿 *Caragana sinica*（Buc'hoz）Rehder 的根。8 月至 9 月采挖，洗净，晒干。

【炮制】

阳雀花根 取药材，除去杂质，洗净，稍润，切段，干燥。

醋炒阳雀花根（土家族） 取阳雀花根置锅中炒热后，淋入食醋拌炒至干，取出放凉。

【成品性状】

阳雀花根 本品呈圆柱形或类圆柱形的段。外表皮棕褐色，具横长皮孔，切面纤维性，环纹明显，皮部宽，黄棕色，木部细小，淡黄棕色。质坚实。气微，味微苦，嚼之有豆腥味。

醋炒阳雀花根 形同阳雀花根，偶见焦斑，有醋味。

【性味】

土家医 性热，味辣、甜、淡。

苗医 性平，味苦、辛。

【功能主治】

土家医 赶风除湿，益气养血，活血止痛，化浊止带。主治风湿腰痛，头晕耳鸣，女子阴中痛，白浊摆白等。

苗医 补肺健脾，活血祛风。主治脾虚倦怠，肺虚久咳，妇女崩血，白带，乳少，风湿骨痛，痛风，半身不遂，跌打损伤。

【用法用量】

土家医 内服：水煎，15 ～ 30g，单方可用至 50g 以上。

苗医 内服：煎汤，15 ～ 30g。

【贮存】 置通风干燥处，防蛀。

23. 红牛膝

【土家药名】 务吉提克免姐 wuf jir tir kex mianx jiex

【苗药名】 比脚由起 bid jaos yul nqint

【来源】 苋科植物柳叶牛膝 *Achyranthes longifolia*（Makino）Makino. 的根。冬季茎叶枯萎时采挖，除去须根及杂质，干燥。

【炮制】

红牛膝 取原药材，拣去杂质，洗净润透，切段，晒干，筛去灰屑。

盐炒红牛膝（土家族）将红牛膝段放于锅内加热，边炒边洒盐水（用 1%的盐水），或用盐水拌匀，闷润，待盐水被吸尽后，中火炒至微黄，取出放凉，备用。

【成品性状】

红牛膝 本品呈长圆柱形的段，直径 0.2 ～ 0.8cm，表面灰棕色，有细纵皱纹。折断面灰棕色或略带红色，可见 1 ～ 4 层排列成环的小点。气微，味微甘、涩。

盐炒红牛膝 形同红牛膝，具咸味。

【性味】

土家医 性微冷，味酸、甜。

苗医 性平，味甜。

【功能主治】

土家医 活血疗伤，赶火败毒，敛疮生肌。主治跌打损伤，蛾子，水火烫伤，产后腰痛，月家劳，坐骨风。

苗医 活血散瘀，祛湿利尿，清热解毒。主治淋证，尿血，妇女经闭，癥瘕，风湿关节痛，脚气，水肿，痢疾，疟疾，白喉，痈肿，跌打损伤。

【用法用量】

土家医 内服：水煎，30 ～ 50g，或泡酒，或研末、磨水。

苗医 内服：煎汤，9 ～ 15g，鲜品 30 ～ 90g。外用：适量，捣敷或研末撒。

【注意】孕妇忌服。

【贮存】置干燥处。

24. 红白二丸

【土家药名】免姐阿实布利捏布 mianx jiex ar sir buf lif niex bux

【苗药名】芮岱小 reib dax xof

【来源】秋海棠科植物中华秋海棠 *Begonia grandis* subsp. *sinensis*（A. DC.）Irmsch. 的块茎。秋季采挖，除去须根，洗净，晒干。

【炮制】

红白二丸 生品除去杂质，洗净，切厚片，晒干。

童便制红白二丸（土家族） 取洗净红白二丸，放入童便中浸泡 7 天后取出，切厚片，干燥。

【成品性状】

红白二丸 本品为不规则的厚片。外表面棕红色至黑褐色，可见不规则的皱纹。切面类白色或淡红棕色，粉性。质坚实，不易折断。气微，味微苦。

童便制红白二丸 形同红白二丸，稍有尿腥气。

【性味】

土家医 性微冷，味辣、酸。

苗医 性冷，味酸、苦。

【功能主治】

土家医 赶气活血，通络止痛，赶火止血，败毒消肿。主治跌打伤痛，胃脘痛，血热吐血，毒蛇咬伤。

苗医 利水消肿，活血消痈。主治吐血，闭经，泻痢，跌打损伤，蛇咬伤。

【用法用量】

土家医 内服：水煎，15 ～ 30g，研末，每次 3 ～ 6g，外用：适量，捣敷。

苗医 内服：煎汤，6 ～ 15g，研末或泡酒。外用：适量。

【贮存】置干燥处，防潮、防霉、防蛀。

25. 红姑娘

【土家药名】灯笼席克查 denx longer xir ker car

【苗药名】比各干 bid ghob ghed

【来源】茄科植物酸浆 *Alkekengi officinarum* Moench 的干燥宿萼或带果实的宿萼。秋季果实成熟，宿萼呈红色或橙红色时采收。

【炮制】

红姑娘 取原药材，除去杂质及果柄，洗净，干燥。

炒红姑娘 取红姑娘干品置瓦片上炒至表面微焦黑时，取出研末。

【成品性状】

红姑娘 呈灯笼状，多压扁，长 3 ～ 4.5cm，宽 2.5 ～ 4cm。表面橙红色或橙黄色，有 5 条明显的纵棱，棱间有网状的细脉纹。顶端渐尖，微 5 裂，基部略平截，中心凹陷有果梗。体轻，质柔韧，中空，或内有棕红色或橙红色果实。果实球形，多压扁，直径 1 ～ 1.5cm，果皮皱缩，内含种子多数。气微，宿萼味苦，果实味甘、微酸。

炒红姑娘 形同红姑娘，表面焦黑色，气微，味苦。

【性味】

土家医 性冷，味苦。

苗医 性寒，味酸、苦。

【功能主治】

土家医 清热解毒，利咽化痰，利尿。主治骨蒸劳热，痰热咳嗽，咽喉肿痛，黄疸，水肿，天疱疮，湿疹。

苗医 清热解毒，利水消肿。主治咽喉肿痛，肺热咳嗽，小便淋涩，黄疸，痢疾，湿疹。

【用法用量】

土家医 内服：水煎，5 ～ 9g。外用：适量，捣敷、涂汁或烟熏、含痛处。

苗医 内服：煎汤，9 ～ 15g。外用：适量，水煎洗。

【注意】孕妇及脾胃虚弱、泄泻者禁用。

【贮存】置干燥处。

26. 红活麻

【土家药名】趴切免姐 pav qier mianx jiex

【**苗药名**】锐达棍 reib ndad gunb

【**来源**】荨麻科植物珠芽艾麻 *Laportea bulbifera*（Siebold. & Zucc.）Wedd. 的干燥根。秋季采挖，除去茎叶，洗净，晒干。

【**炮制**】除去杂质，洗净，润透，切厚片，干燥。

【**成品性状**】本品呈类圆形或不规则的厚片。根外表皮暗红棕色或灰棕色，具纵皱纹。切面呈类圆形，淡红褐色，显粉性。气微香，味涩、微苦，嚼之有黏滑感。

【**性味**】

土家医 性热，味辣。有小毒。

苗医 性热，味辛、辣。

【**功能主治**】

土家医 赶风除湿，活血止痛，利水消肿。主治风湿痹痛，肢体麻木，跌打损伤，浮肿，呃逆，小儿疳积。

苗医 祛风除湿，活血化瘀。主治风湿痹痛，肢体麻木，跌扑损伤，骨折疼痛，月经不调。

【**用法用量**】

土家医 内服：水煎，10 ～ 15g。外用：适量，煎水洗。

苗医 内服：煎汤，9 ～ 15g，鲜品加倍，或浸酒。外用：适量，煎水洗或捣烂敷。

【**贮存**】置干燥处。

27. 红紫珠

【**土家药名**】白腊卡蒙 bai na ka meng

【**苗药名**】喔拐扑 ghob guail bul

【**来源**】马鞭草科植物红紫珠 *Callicarpa rubella* Lindl. 的叶及嫩芽。夏、秋季采收，晒干。

【炮制】取红紫珠药材，除去杂质，切丝，晒干或鲜用。

【成品性状】本品嫩枝呈圆柱形。表面灰褐色，被黄褐色星状毛及多细胞腺毛，质脆，易折断，断面髓部明显。叶多皱缩，完整者展开后呈倒卵形或卵状椭圆形，先端较尖，基部略呈心形，边缘有三角状锯齿，上表面暗棕色，下表面有黄色腺点，两面均有绒毛，叶柄极短。气微，味微苦，涩。

【性味】

土家医 性凉，味微苦。

苗医 性冷，味涩。

【功能主治】

土家医 凉血止血，解毒，祛瘀消肿。主治咳血，吐血，咯血，衄血，跌打损伤，痔瘘下血，外伤出血，疮毒痈肿。

苗医 凉血止血，解毒消肿。主治衄血，吐血，咯血，跌打损伤，外伤出血及痈肿疮毒。

【用法用量】

土家医 内服：水煎，15～30g。外用：适量，捣敷或研末撒。

苗医 内服：煎汤，15～30g。外用：适量，捣敷或研末撒。

【贮存】置干燥处，防潮、防霉、防蛀。

七 画

1. 芙蓉花

【土家药名】起思思卡蒙卡普 qiv six six kar mongr kax pux

【苗药名】各蓓明化贵 ghou benx mis huab ghunb

【来源】锦葵科植物木芙蓉 *Hibiscus mutabilis* L. 的干燥花。秋季采收，晒干。

【炮制】取原药材，除去杂质、梗叶，阴干，筛去灰屑。

【成品性状】本品卷缩呈不规则卵圆形，花冠淡红色至红棕色，皱缩，长 1.5 ～ 3cm，直径 1.5 ～ 2.5cm。小苞片 8 ～ 12 枚，线形，被毛；花萼钟状，上部 5 裂，灰绿色，表面被星状毛，中心有黄褐色的花蕊。质软。气微，味微辛。

【性味】

土家医 性凉，味辣、微甜。

苗医 性冷，味甜、微苦。

【功能主治】

土家医 清肺凉血，散热解毒，消肿排脓。主治肺热咳嗽，瘰疬，肠痈、白带；外用治痈疖脓肿，脓耳，无名肿毒，烧、烫伤。

苗医 清热解毒，凉血止血，消肿排脓。主治肺热咳嗽，咯血，目赤肿痛，崩漏，白带，腹泻，腹痛，痈肿，疮疖，毒蛇咬伤，水火烫伤，跌打损伤。

【用法用量】

土家医 内服：水煎，10 ～ 30g。外用：适量，鲜品捣烂敷患处，干品研末油调或熬膏涂。

苗医 内服：煎汤，9 ～ 15g，鲜品 30 ～ 60g。外用：适量，研末调敷或捣烂外敷。

【注意】孕妇忌用，非实热证忌用。

【贮存】置通风干燥处，防蛀。

2. 克马草

【土家药名】 卡切八席克查 kar qier bar xir ker car

【苗药名】 芮扎莓 reib zheat mel

【来源】 车前科植物车前 *Plantago asiatica* L. 的干燥全草。夏季采挖，洗净，晒干。

【炮制】 取原药材，除去杂质，洗净，稍润，切中段，干燥。

【成品性状】 为中段。叶皱缩，破碎，表面灰绿色或污绿色，具明显弧形脉 5 ～ 7 条。可见穗状花序、叶柄、根等小段。气微，味微苦。

【性味】

土家医 性冷，味甜、淡。

苗医 性冷，味苦、涩。

【功能主治】

土家医 赶火利尿，明目止痛，败毒消肿。主治尿急症，水肿病，火眼病，痈肿疮疖等。

苗医 利尿利湿，清肝明目，凉血解毒。主治小便不利，淋浊带下，目赤肿痛，湿热下痢，衄血，尿血，创伤出血，咽喉肿痛，痈肿疮毒。

【用法用量】

土家医 内服：水煎，30 ～ 50g，鲜品加倍，或绞汁服。外用：适量，鲜品捣敷。

苗医 内服：煎汤 15 ～ 30g，鲜品 30 ～ 60g，或捣汁服。外用：适量，煎水洗、捣烂敷或绞汁涂搽。

【注意】 虚滑精气不固者禁用。

【贮存】置通风干燥处，防蛀。

3. 芭蕉根

【土家药名】南且卡普 lanr qief kax pux

【苗药名】巴垌杜绞 baf donx duf jaor

【来源】芭蕉科植物芭蕉 *Musa basjoo* Siebold. & Zucc. ex linuma 的根。全年均可采挖，晒干或鲜用。

【炮制】取原药材，洗净，切片，晒干，筛去灰屑。

【成品性状】呈类圆柱状厚片，表面可见棕色鳞片，直径 10 ～ 20cm。表面棕黄色，质韧，不易折断，断面不整齐，纤维状，气香，味淡。

【性味】

土家医 性微冷，味甜、淡。

苗医 性冷，味淡。

【功能主治】

土家医 镇心安神，赶气止痛，赶火醒神，生津补液，败毒消肿等。主治心慌心跳，高热神昏，热病口渴，火流痰，心气痛，胃脘痛，烫伤等。

苗医 清热解毒，止渴，利尿。主治热病，烦闷，消渴，黄疸，水肿，脚气，血淋，血崩，痈肿，疔疮，丹毒。

【用法用量】

土家医 内服：水煎，30 ～ 50g，鲜品加倍，或炖食。外用：适量，鲜品捣敷。

苗医 内服：煎汤，15 ～ 30g，鲜品 30 ～ 60g，或捣汁。外用：捣敷，捣汁涂或煎水含漱。

【贮存】置通风干燥处。

4. 冷水七

【土家药名】凌勾子泽七 linr gour zir zex qix

【来源】凤仙花科植物湖北凤仙花（冷水七）*Impatiens pritzelii* Hook. f. 的干燥根茎。秋末、冬初采挖，洗净，晒干。

【炮制】取原药材，除去杂质，洗净，润透，切薄片，及时晒干或低温烘干。

【成品性状】本品呈不规则类圆形或椭圆形的薄片，外表皮灰棕色。切面外侧多呈棕褐色，近外缘处可见一圈黄白色或灰黄色环纹，中央呈棕褐色或色较浅，角质样。气微香，味甘、微涩而麻舌。

【性味】土家医 性微冷，味辣、甜。有毒。

【功能主治】土家医 赶风除湿，散瘀消肿，止痛止血。主治风湿疼痛，四肢麻木，关节肿大，脘腹疼痛，痛经，跌打损伤，外伤出血。

【用法用量】土家医 内服：水煎或泡酒，1 ～ 3g；胃痛研粉吞服，每次 0.6g ～ 1g，1 日 3 次。外用：适量，醋调敷。

【注意】本品有毒，用量不超过 3g，夏天忌外用于外伤出血。

【贮存】置通风干燥处，注意防潮、防霉变。

5. 阿斯木（马桑根）

【土家药名】马桑卡蒙 max sanx kar mongr

【苗药名】巴垌比耐 bieab jiong bid naib、各路杜染 ghob nux ndut nhant（马桑叶）

【来源】 马桑科植物马桑 *Coriaria nepalensis* Wall. 的根或叶。根冬季采挖，刮去外皮，干燥。

【炮制】 取原药材，除去杂质，洗净，剥皮，切厚片，干燥；外用取鲜叶捣烂成泥状，敷于患处。

【成品性状】 根呈类圆形或不规则厚片。表面灰棕色，凹凸不平，切面黄白至棕黄色。质坚硬。气香，味淡而涩。完整叶椭圆形或阔椭圆形，纸质至薄革质，长 2.5 ～ 8cm，宽 1.5 ～ 4cm，先端急尖，基部近圆形，全缘，两面无毛或仅下面沿脉上疏被毛，基出 3 脉，弧形伸至顶端，在叶面微凹，叶背突起；叶短柄，长 2 ～ 3mm，疏被毛，气香，味微苦、涩。

【性味】

土家医　性微冷，味辣、酸。有小毒。

苗医　性冷，味涩。有毒。

【功能主治】

土家医　开窍醒神，败毒生肌，收湿敛疮，杀虫止痛，止血活血等。主治跌坠昏迷，水火烫伤，痈疮肿毒，癫狗咬伤，虫牙痛，刀伤。

苗医　根：清热解毒，消肿止痛，散瘀生肌。主治风湿痹痛，牙痛，痰饮，瘰疬，急性结膜炎，淋巴结核，狂犬咬伤，跌仆损伤，烧、烫伤。叶：清热解毒，消肿敛疮，镇痛，杀虫，生肌。主治痈疽，肿毒，湿疹，疥癣，烧、烫伤，黄水疮。

【用法用量】

土家医　内服：水煎，3 ～ 10g。外用：鲜品适量，捣烂外敷。

苗医　叶外用：适量，煎水洗，捣烂外敷或研末调敷。根内服：煎汤，3 ～ 9g；外用：适量，煎水洗或研末调敷。

【注意】 本品有毒，内服慎用。孕妇、小儿及体虚者禁服。

【贮存】置干燥处。

6. 鸡合果（野椿子）

【土家药名】日阿色迫卡 rar ser per kar

【苗药名】都定江 ndut jend giad

【来源】省沽油科植物野鸦椿 *Euscaphis* japonica（Thunb. ex Roem. & Schult.）Kanitz 的成熟果实。秋季果实成熟时采收。

【炮制】

鸡合果 果实除去枝梗杂质，洗净，干燥。

盐炙鸡合果 取鸡合果饮片，用盐水拌炒，至盐水被吸尽，取出放凉即得（鸡合果 100kg，盐 2kg）。

【成品性状】

鸡合果 本品为蓇葖果，呈鸡肫皮状，皱缩，扭曲，具明显的纵纹。果皮紫红色，革质，顶端尖，基部具果柄痕。种子近圆形，黑色，直径 5 ～ 6mm。种仁黄白色，富含脂肪油。气微，果皮味微涩，种子味淡而油腻。

盐炙鸡合果 形同鸡合果，偶见焦斑，有咸味。

【性味】

土家医 性热，味苦、微辣。

苗医 性热，味苦。

【功能主治】

土家医 赶气止痛，消肿散结，升提举陷，赶火除湿，活血疗伤。主治胃脘胀痛，腹胀腹痛，睾丸肿痛，泄泻，吊茄子等。

苗医 行气活血，消肿止痛，祛风，止咳。主治妇女月经不调，崩漏，寒疝，胃痛，感冒头痛，风湿骨痛，咳嗽等。

【用法用量】

土家医 内服：水煎，15 ～ 30g。

苗医 内服：煎汤，9 ～ 15g。外用：适量，煎水洗。

【注意】胃寒、体质虚弱者不宜使用。孕妇慎用，儿童不宜使用。服药期间忌食鱼、猪肉。

【贮存】置通风干燥处。

7. 鸡冠花

【土家药名】日阿八卡普 rar bar kax pux

【苗药名】蓓巴果介 benx bad ghaot gheab

【来源】苋科植物鸡冠花 *Celosia cristata* L. 的干燥花序。秋季花盛时采收。

【炮制】

鸡冠花 取鸡冠花，除去杂质及残茎，切长段，干燥，筛去灰屑。

鸡冠花炭 取净鸡冠花，置锅中用中火炒至焦黑色，喷洒清水，灭尽火星，取出，放凉。

醋鸡冠花 取鸡冠花，用醋浸煮 7 次，取出，晒干，为末。

【成品性状】

鸡冠花 为不规则长段片，残留扁平的茎。表面红色、紫红色或黄白色。种子扁圆肾形，黑色，有光泽。体轻，质柔韧。气微，味淡。

鸡冠花炭 形如鸡冠花段，表面焦黑色，内部焦黄色。质轻，易碎。具焦香气，味苦。

醋鸡冠花 形如鸡冠花段，颜色加深，有醋香味。

【性味】

土家医 性冷，味甜、涩。

苗医 性冷，味涩。

【功能主治】

土家医 凉血止血，收敛固涩，败毒消肿。主治摆红、摆白病，腹泻，蜈蚣咬伤等。

苗医 凉血止血，止带，止泻。主治诸出血证，带下，泄泻，痢疾。

【用法用量】

土家医 内服：水煎 30 ～ 50g，或研末。外用：适量，鲜品捣敷。

苗医 内服：煎汤 9 ～ 15g，或入丸、散剂。外用：适量，煎汤熏洗，或研末调敷。

【贮存】置通风干燥处。

8. 鸡屎藤

【土家药名】日阿色二拉 rar ser ef lax

【苗药名】芮格不 reib gheil bud

【来源】茜草科植物鸡屎藤 *Paederia foetida* L. 的干燥地上部分。夏、秋二季采收，阴干。

【炮制】取药材，除去杂质，切中段，干燥，筛去灰屑。

【成品性状】本品呈扁圆柱形段，直径 2 ～ 5mm。老茎灰白色，无毛，有纵皱纹或横裂纹，嫩茎黑褐色，被柔毛，质韧，切面纤维性，灰白色或浅绿色。叶对生，有柄，多卷曲或破碎，完整叶片展平后呈卵形或椭圆状披针形，宽 3 ～ 6cm；先端尖，基部圆形，全缘，两面被柔毛或仅下表面被毛，主脉明显。气特异，味甘、涩。

【性味】

土家医 性微冷，味甜、酸。

苗医 性微冷，味涩。

【功能主治】

土家医 祛风解毒，活血止痛，燥湿杀虫，消食导滞，解农药毒。主治虚肿症（肝脾肿大症），瘟黄症，湿毒症，血毒症，风湿痹痛，外伤疼痛，有机磷农药中毒症。

苗医 祛风除湿，消食化积，解毒消肿，活血止痛。主治风湿痹痛，食积腹胀，小儿疳积，腹泻，痢疾，黄疸，烫火伤，湿疹，疮疡肿痛。

【用法用量】

土家医 内服：水煎，10～15g，农药中毒200～300g。

苗医 内服：煎汤，10～15g，大剂量时可用至30～60g，也可浸酒用。外用：适量，捣烂外敷，或煎水洗。

【注意】孕妇、儿童慎用。

【贮存】置通风干燥处。

八 画

1.青根（水龙骨）

【土家药名】铺鲁嘎七 puf lux gax qir

【来源】水龙骨科植物日本水龙骨 *Goniophlebium niponicum* (Mett.) Bedd. 的根茎。全年均可采收，拔起根茎，除去须根，晒干或鲜用。

【炮制】取原药材，除去杂质，切段，晒干。

【成品性状】本品呈短段。茎细圆柱状，直径 3 ～ 4mm，稍弯曲，有的有分枝。表面棕黄色至棕褐色，有纵皱纹，一侧有须根痕或少数残留的须根。质硬而脆，易折断，断面较平滑，黄色至黄绿色。气微，味甜。

【性味】土家医 性冷，味苦、辣。

【功能主治】土家医 赶风除湿，活血疗伤，赶火止痉，败毒宽肠，收敛止血。主治风气病，跌打筋伤，小儿抽风，派乃病（属于中医的肠毒，大瘕泄病。类似于西医的慢性非特异性溃疡性结肠炎），外伤出血。

【用法用量】土家医 内服：水煎，15 ～ 30g。外用：适量，鲜品捣敷。

【贮存】置通风干燥处。

2. 青钱柳

【苗药名】杜柔勾 ndut roub goul

【来源】胡桃科植物青钱柳 *Cyclocarya paliurus*（Batalin）lljinsk. 的叶。春、夏季采收，洗净，鲜用或干燥。

【炮制】取原药材，除去杂质，洗净，干燥。

【成品性状】本品小叶片多破碎，完整者宽披针形，长 5 ～ 14cm，宽 2 ～ 6cm，先端渐尖，基部偏斜，边缘有锯齿，上表面灰绿色，下表面黄绿色或褐色，革质。气清香，味淡。

【性味】苗医 性温，味辛、微苦。

【功能主治】苗医 祛风止痒，清热解毒，生津止渴，消炎止痛。主治皮肤癣疾，湿疹，风疹，糖尿病，高血压，高脂血症。

【用法用量】苗医 内服：煎汤，9 ～ 15g。外用：适量，鲜品捣烂取汁涂抹。

【贮存】置干燥处，防潮、防霉、防蛀。

3. 板栗

【土家药名】树西不利 shuf xir buf lif

【苗药名】比弱 bid ros

【来源】壳斗科植物栗 *Castanea mollissima* Blume 的干燥花序及果壳。4 月至 5 月花开时采收花序，秋季采收成熟果实时剥取刺壳，干燥。

【炮制】

板栗花 花序夏季采收，除去杂质，干燥或切段干燥。

板栗壳 果壳秋季采收，去除果仁及杂质，切碎，干燥。

栗壳炭 取板栗壳，置锅中，加热炒至表面焦黑色，内部焦黄色，取出，放凉，筛去灰屑。

【成品性状】

板栗花 本品呈长条形或细长条形，微弯曲，被柔毛，淡黄褐色，花簇生于黄白色的花序轴上。花粉易落，手捻有滑腻感，可附着于手指上。花序轴质脆，易折断。气微香，味涩。

板栗壳 呈球形或壳片状。外表面密布分枝利刺，刺长 1 ～ 1.5cm，内表面密被紧贴的黄棕色或深棕色丝质绒毛，底部可见 2 ～ 3 个坚果脱落的疤痕，断面颗粒状。气微，味微苦、涩。

栗壳炭 形同板栗壳，表面焦黑色，有焦香气，味微苦，涩。

【性味】

土家医 花：性平，味涩。果壳：性平，味辣。

苗医 性微冷，味苦、涩。

【功能主治】

土家医 花：收敛止泻，止血，止带。果壳：赶气止痛等。

苗医 清热燥湿，止血，散结。主治泄泻，痢疾，带下，便血，瘰疬，瘿瘤。

【用法用量】

土家医 内服：水煎，花 15 ～ 30g，果壳 30 ～ 60g，鲜品加倍。外用：适量，煎水洗或捣敷。

苗医 内服：水煎，9 ～ 15g，或研末。

【贮存】置干燥处，防蛀。

4. 松针叶

【土家药名】猫从尔他 maox congr ex tax

【苗药名】比秀 bib xoub

【来源】松科植物马尾松 *Pinus massoniana* Lamb. 的干燥针叶。

【炮制】取原药材，除去杂质，切寸段，干燥。

【成品性状】本品呈针状，两叶或三叶并成一束，表面光滑，一侧有纵沟，暗灰绿色，叶鞘黑褐色。质脆。气微香，味微苦涩。

【性味】

土家医 性热，味辣、苦。

苗医 性微热，味苦。

【功能主治】

土家医 赶风赶湿，杀虫止痒，活血安神。主治风湿痹痛，头风头痛，失眠，脚气，湿疮，癣，风疹瘙痒，跌打损伤。

苗医 祛风燥湿，杀虫止痒，活血安神。主治风湿痹痛，脚气，湿疹，癣，风疹瘙痒，跌打损伤，头风头痛，神经衰弱，慢性肾炎。预防乙脑、流感。

【用法用量】

土家医 内服：水煎，9 ～ 15g。外用：适量，水煎洗患处，或浸酒、醋揉搽。

苗医 内服：煎汤，9 ～ 15g。外用：适量，水煎洗。

【贮存】置通风干燥处。

5. 刺黄柏

【土家药名】他色黄莲 tax ser huanr lianr

【苗药名】杜嘎能 ndu tgangl nenl

【来源】小檗科植物阔叶十大功劳 *Mahonia bealei*（Fortune）Carr. 或十大功劳 *Mahonia fortunei*（Lindl.）Fedde 的干燥根。全年均可采收，切块、片，干燥。

【炮制】取原药材，除去杂质，洗净，润透，斜切厚片，干燥，筛去碎屑。

【成品性状】本品为圆形或类圆形厚片。切面黄白色，角质样，木部类白色。质硬而脆。气微，味淡。

【性味】

土家医 性冷，味苦。

苗医 性冷，味苦。

【功能主治】

土家医 赶火燥湿，利胆退黄，败毒止咳。主治湿热泻痢，黄疸病，肺热咳嗽，肺痨病等。

苗医 清热燥湿，泻火解毒。主治湿热泻痢，黄疸型肝炎，目赤肿痛，疮疖。

【用法用量】

土家医 内服：水煎，15 ～ 30g，或为丸剂。外用：适量，煎汁涂搽。

苗医 内服：煎汤，5 ～ 15g。外用：适量，煎水洗，或研末调敷。

【注意】

少数病人用药后可有胃肠道反应。脾胃虚寒者忌用。孕妇、儿童慎用。

【贮存】置通风干燥处。

6. 刺梨

【土家药名】他色柏列思 tax ser bex liex six

【苗药名】比宝笑 bid beus xaob

【来源】蔷薇科植物缫丝花 *Rosa roxburghii* Tratt. 的成熟果实及根。果实秋季成熟时采收，根全年均可采挖，洗净，晒干。

【炮制】

刺梨果 果实取原药材，除去杂质及宿萼，撞去毛刺，洗净，对剖两半，去籽，干燥。

刺梨根 取原药材，抢水洗净，切厚片，晒干，筛去碎屑。

【成品性状】

刺梨果 本品呈半扁球形，直径 3 ～ 4cm。外表面黄绿色或黄褐色，少数带红晕，有的具褐色斑点，偶有毛刺。剖面果肉黄白色。气微香，味酸、甜、微涩。

刺梨根 本品呈圆形厚片，直径 0.5 ～ 2cm 或更粗。表面棕褐色，具细纵纹及侧根痕，少数有细须根残存。皮部薄，易剥落，皮脱落处表面呈棕红色。质坚硬，不易折断，断面纤维性，木部呈浅红棕色与黄白色间杂的放射状纹理。气微，味涩。

【性味】

土家医 根：性微冷，味涩、苦。果实：性平，味甜、酸。

苗医 根：性冷，味酸、涩。果实：性平，味甜、酸。

【功能主治】

土家医 赶食除胀，燥湿止泻，利胆退黄，收涩止血。主治食积饱胀，水湿腹泻，黄疸病，摆红等。

苗医 健胃消食，补虚弱，收涩补漏。主治胃脘疼痛，消化不良，肺虚咳嗽，泻痢，遗精，带下，崩漏等。

【用法用量】

土家医 内服：水煎，15 ～ 30g。

苗医 内服：煎汤，10 ～ 15g。

【贮存】置阴凉干燥处。

7. 虎耳草

【土家药名】惹擻思欸 ref piev seix

【苗药名】芮茂加 reib mongl jiab

【来源】虎耳草科植物虎耳草 *Saxifraga stolonifera* Meerb. 的新鲜或干燥全草。春、夏二季采收，除去杂质，洗净，干燥。

【炮制】取原药材，除去杂质，抢水洗净，沥干，切段，干燥或鲜用。

【成品性状】为中段。根茎短，丛生细短须状根，灰褐色。匍匐茎细长，红紫色。叶皱缩，多破碎，边缘有不规则细锯齿，上面绿色，常有白色斑纹，下面红紫色，两面被柔毛，叶柄长，稍扭曲。狭圆锥花序少见，花有梗。气微，味微苦。

【性味】

土家医 性冷，味微苦。有小毒。

苗医 性冷，味苦、辛。有小毒。

【功能主治】

土家医 赶火退烧，败毒排脓，凉血止血。主治高热不退，灌蚕耳，血热吐衄，风热咳嗽，肺痈，风疹瘙痒，湿疹，丹毒，痔疮，痈肿疮毒等，并可预防麻疹。

苗医 疏风清热，凉血解毒。主治风热咳嗽，急性中耳炎，大疱性鼓膜炎，风疹瘙痒，湿疹。

【用法用量】

土家医 内服：水煎，15～30g，或捣汁。外用：鲜品适量，捣烂取汁滴耳，或涂敷患处。

苗医 内服：煎汤，10～15g。外用：适量，煎水洗，或鲜品捣烂外敷，或绞汁滴耳及涂敷。

【注意】孕妇慎用。

【贮存】置通风干燥处。

8. 岩防风

【土家药名】阿八库若 ar bar kuf rox

【来源】伞形科植物华中前胡 *Peucedanum medicum* Dunn 的根及根茎。秋后至春季采挖，除去茎叶。

【炮制】取原药材，除去杂质，筛去灰屑，洗净，润透，切厚片，干燥，或鲜用。

【成品性状】本品呈类圆形、椭圆形或不规则厚片。表面灰棕色至棕褐色，粗糙，切面黄白色至淡黄色。皮部散在多数棕黄色油点，形成层环纹，木部呈放射状。气芳香，味微苦、辛。

【性味】土家医 性微热，味辣、苦。

【功能主治】土家医 赶寒发表，败毒止咳，赶风止痒，除湿止痛等。主治寒伤风证（相当于中医的表寒证）、鸬鹚咯、风坨、风气病等。

【用法用量】土家医 内服：9～15g，水煎。外用：适量，泡酒或研粉外敷。

【注意】孕妇禁用。

【贮存】置干燥处，防潮、防霉、防蛀。

9. 岩豆藤

【土家药名】抗苦日阿灭尔二拉 kanr kux rar miex ef iax

【苗药名】嘎路摆 nggab lus nbeat

【来源】豆科植物香花鸡血藤 *Callerya dielsiana*（Harms）P. K. Lôc ex Z. Wei & Pedley 的干燥藤茎。全年可采，去叶，晒干。

【炮制】取原药材，除去杂质，洗净，润透，切厚片，晒干。

【成品性状】本品呈椭圆形、类圆形或不规则的厚片。外表皮灰褐色或棕褐色，较粗糙，有时可见略突起的纵纹，皮孔椭圆形。质坚硬，不易折断，断面皮部较窄，内侧有圈红棕色的树脂状物，向外颜色逐渐变浅。木部宽广，淡黄色或黄色，有多数细小孔髓。气微，味微苦、涩。

【性味】

土家医 性温，味甜、微涩。

苗医 性和，味甜、微苦。

【功能主治】

土家医 祛风除湿，活血通络，止痛。主治风湿痹痛，肢体麻木，中风不遂，经闭痛经。

苗医 养血补血，活血通经，舒经活络。主治气血虚弱，经血虚少，月经不调，血虚萎黄，麻木瘫痪，风湿痹痛。

【用法用量】

土家医 内服：煎汤，10 ～ 15g。外用：适量，研末调敷，或鲜品捣敷。

苗医 内服：煎汤，15 ～ 30g，或泡酒服。

【贮存】置通风干燥处，防霉、防蛀。

10. 钓鱼竿

【土家药名】送钓卡 songf diaof ganx

【苗药名】芮布盖务 reib gongt nggiox

【来源】玄参科植物腹水草 *Veronicastrum stenostachyum* subsp. *plukenetii*（T. Yamaz.）D. Y. Hong 的全草。秋季采收，晒干。

【炮制】取原药材，除去杂质，抢水洗净，切段，晒干。

【成品性状】本品呈不规则的段，根、叶、花混合。根茎为不规则的块状，纵生多数黄棕色细根或仅具根痕。根纤细，茎细，褐紫色，有棱，具细密纵纹，切面有棕色髓部或中空。叶片多卷折，边缘疏生细锯齿。上表面褐色，下表面黄褐色。穗状花序，腋生，小花紫褐色。气微，味微苦。

【性味】

土家医 性冷，味微辣、淡、苦。

苗医 性冷，味苦。

【功能主治】

土家医 利水毒，消肿止咳。主治臌胀，水肿，淋病，水咳，毒蛇咬伤。

苗医 逐水消肿，清热解毒。主治急性结膜炎，急性肾炎，肝硬化腹水，黄疸型肝炎以及疮疡肿毒。

【用法用量】

土家医 内服：水煎，10 ～ 15g。外用：适量。

苗医 内服：煎汤，3 ～ 6g。外用：适量，捣烂涂敷。

【贮存】置干燥处。

11. 金刚藤

【土家药名】科刚二拉 kox ganx ef lax

【苗药名】都杜起 dud dux nqint

【来源】百合科植物菝葜 *Smilax china* L. 的干燥根茎。秋末至次年春采挖，除去须根，洗净，晒干或趁鲜切片，干燥。

【炮制】取原药材，除去残留须根及杂质，洗净，大小分开，浸泡 1 ～ 2 日，捞出，润透，切厚片，干燥，筛去碎屑。

【成品性状】为不规则的厚片，质坚硬，切面棕黄色或红棕色，粗纤维性。气微，味微苦涩。

【性味】

土家医 性微冷，味辣、淡、咸。

苗医 性冷，味甜、酸、涩。

【功能主治】

土家医 赶风止痛，除湿止泻，赶食化积，软坚散结。主治风湿骨痛，跌打损伤，湿热泄泻，食积腹胀，腹内肿块，烧伤、烫伤，癌肿，疮毒等。

苗医 祛风除湿，利小便，活血祛瘀，解毒散结。主治风湿痹证，跌仆肿痛，疔疮瘰疬。

【用法用量】

土家医 内服：水煎，30 ～ 50g，大剂量可用至 100g，或泡酒。

苗医 内服：煎汤，10 ～ 30g，或浸酒，或入丸、散剂。

【注意】热性者、热性病患者及小儿禁服。脾胃虚寒者慎用，孕妇忌用，儿童慎用，忌饮茶及醋。

【贮存】置通风干燥处。

12. 金鸡尾（凤尾草）

【土家药名】查七列碰 car qir lier pongf

【苗药名】喔打谋 ghob ndad mloul

【来源】凤尾蕨科植物井栏边草 *Pteris multifida* Poir. 的全草。四季可采，洗净，晒干用。

【炮制】取原药材，除去杂质，洗净，切段，干燥。取鲜品捣烂成泥状，外敷于患处。

【成品性状】为不规则的中段。须根丛生于根茎上。叶柄细长，宽 1 ～ 2mm，淡黄绿色至淡棕黄色，具 3 纵棱。叶片已切断，稍皱缩，灰绿色至棕绿色，有的尚可见分叉，叶脉羽状。叶有二型，营养叶宽 5 ～ 8mm，边缘具细尖锯齿；孢子叶稍狭，宽 4 ～ 6mm，边缘有棕色孢子囊群。质软。气微，味淡。

【性味】

土家医 性冷，味苦、涩。

苗医 性凉，味微苦。

【功能主治】

土家医 收敛止泻，赶火止痛，收湿止带，提拔异物，败毒敛疮。主治水泻症，心里痛，摆白病，痈疮肿毒，肉中异物，水火烫伤，黄疸等。

苗医 清热利湿，凉血止血，消肿解毒。主治黄疸型肝炎，肠炎，菌痢，淋浊，带下，吐血，便血，尿血，扁桃体炎，腮腺炎，痈肿疮毒，湿疹。

【用法用量】

土家医 内服：水煎，30 ～ 60g。外用：鲜品适量，捣烂外敷。

苗医 内服：煎汤，15 ～ 30g。外用：鲜品适量，捣烂外敷。

【注意】虚寒体质者禁服

【贮存】置通风干燥处。防潮、防霉、防蛀。

13. 金腰带

【土家药名】树书卡普 suf sux kax pux

【来源】瑞香科植物毛瑞香 *Daphne kiusiana* var. *atrocaulis*（Rehder）F. Maek. 的根皮和茎皮。夏、秋季采根皮、茎皮，洗净，晒干。

【炮制】

金腰带 取原药材，除去杂质，洗净，捣绒或切断，干燥。

佩干金腰带（土家族） 取金腰带鲜品剥取茎皮，用木棍捣绒后，搓成带子，捆在身上 1 个月，待其干后即可入药。

【成品性状】本品呈槽状、扁筒状段或绒状团块。表面灰黄色至棕黄色，有细纵纹和横长突起的黄色皮孔。质坚韧，不易断，断面显白色，木部与皮部常分离，皮部纤维性强，似棉毛状。茎皮呈长带状，长短、宽窄不一，皮厚约 1mm；表面棕黑色至棕红色，摩擦后显光泽，有纵皱纹、叶柄残痕和横长皮孔；内表面黄白色，有细纵纹，显纤维性。气微，味辛辣。

【性味】土家医 性热，味辣、苦、涩。有小毒。

【功能主治】土家医 赶寒除湿，活血疗伤，赶风通络，杀虫止痛。主治寒湿关节痛，跌打伤痛，四肢麻木，坐骨神经痛，胸闷气痛，虫牙痛等。土家医特有佩干法，用体温烘干药物，同时药物吸收汗气可增强解毒作用。

【用法用量】土家医 内服：水煎，5 ～ 10g。外用：适量，捣敷，或塞牙缝。

【注意】孕妇禁用。土家族地区将同属植物唐古特瑞香（甘肃瑞香）*Daphne tangutica* Maxim. 的根皮或茎皮也作“金腰带”药用。

【贮存】置干燥处，防潮、防霉。

14. 肿节风

【土家药名】给梯科倮日阿古 gex tix kox lox raf gux

【苗药名】芮比脚业棍 reib bid jaos yeid ghunb

【来源】金粟兰科植物草珊瑚 *Sarcandra glabra*（Thunb.）Nakai 的干燥全草。夏、秋二季采收，除去杂质，晒干。

【炮制】取原药材，除去杂质，下半段水浸约 1 小时，洗净，上半段喷潮，润软，切中段，筛去灰屑。

【成品性状】为中段。根茎较粗大，密生细根。茎圆柱形，表面暗绿色或暗褐色，有纵纹，偶见皮孔，节膨大，切面有髓或中空。叶对生，叶片近革质，光滑，边缘有粗锯齿，齿尖有一腺体。雌花序有时可见，常有分枝。气微香，味微辛。

【性味】

土家医 性微冷，味辣、苦。

苗医 性冷，味苦。

【功能主治】

土家医 赶风除湿，活血疗伤，赶火止咳，攻毒抗癌。主治风湿骨节痛，跌打损伤，肢体麻木，骨折，妇女痛经，产后瘀滞腹痛，上感咽痛，肺热咳嗽等。

苗医 活血散瘀，退热，排毒，接骨。主治急性肠胃炎，跌打损伤，骨折，风湿痹痛，肢体麻木，妇女痛经，产后瘀滞腹痛。

【用法用量】

土家医 内服：水煎，15 ～ 30g，或泡酒。外用：适量，鲜品捣敷。

苗医 内服：煎汤，10 ～ 30g，或浸酒。外用：适量，捣烂外敷，或研末调敷，或煎水熏洗。

【注意】孕妇禁用。

【贮存】置通风干燥处。

15. 兔儿风

【土家药名】锁那致 sox naf zif

【苗药名】锐头庙拉 reib zhongx mloub lad

【来源】菊科植物杏香兔儿风 *Ainsliaea fragrans* Champ. 的

干燥全草。夏、秋二季采收，除去泥土，阴干或晒干。

【炮制】取原药材，除去杂质，抢水洗净，切段，晒干。

【成品性状】本品为不规则的段，根、茎、叶混合，根茎呈不规则圆柱形，较短，直径约3mm，着生多数须根，黄棕色，全体被棕色长柔毛。叶基生，叶片卷缩，多破碎，上表面灰绿色或褐绿色，下表面淡黄灰色或紫色。有的可见头状花序排列成总状。瘦果倒披针形，栗褐色，扁平，具纵棱；冠毛羽毛状，棕黄色。有杏仁香气，味微甘。

【性味】

土家医 性冷，味甜、辣、微苦。

苗医 性冷，味苦、微辛。

【功能主治】

土家医 赶火止血，活血疗伤，健胃消积，败毒消肿。主治肺痨咯血，跌打损伤，小儿疳积，毒蛇咬伤等。

苗医 祛风除湿，通络止痛。主治风湿痹痛，肢体麻木，跌打损伤，胃脘疼痛。

【用法用量】

土家医 内服：水煎，10～15g。外用：适量，鲜品捣烂外敷。

苗医 内服：煎汤，10～15g。外用：适量，鲜品捣烂外敷。

【贮存】置干燥处。

16. 定经草

【土家药名】牛秋串 niur qiux cuanf

【来源】报春花科植物星宿菜 *Lysimachia fortunei* Maxim. 的全草。4月至8月采收，除去杂质，晒干。

【炮制】取原药材，除去杂质，洗净，切中段，晒干。

【成品性状】为茎叶切碎的段。根茎圆柱形，有须根，表面紫红或棕褐色。茎圆柱形，直径 1 ～ 2mm，切面灰白色，叶片多皱缩卷曲，展平后呈长圆状披针形至狭椭圆形，先端渐尖，边缘有粗齿，两面均有黑色腺点，绿褐色。气微，味微苦。

【性味】土家医 性微冷，味苦、辣。

【功能主治】土家医 活血调经，赶火发表，燥湿止带。主治月经不调，跌打损伤，风热感冒，咳嗽咳血，肠炎，痢疾，肝炎，摆白病等。

【用法用量】土家医 内服：水煎，20 ～ 30g。外用：适量，鲜品捣敷。

【贮存】置通风干燥处。

九 画

1. 胡豆莲（鄂豆根）

【土家药名】泽可皮莲 cer kox por lianr

【来源】豆科植物管萼山豆根 *Euchresta tubulosa* Dunn 的干燥根。秋季采挖，除去泥沙、茎叶，晒干。

【炮制】

胡豆莲 取原药材，洗净，润透，切厚片，晒干。

胡豆莲粉 取胡豆莲片，干燥，碾成细粉（过 80 目筛），即得。

【成品性状】

胡豆莲 呈不规则类圆形厚片。表面灰褐色至棕褐色，质硬而脆。切面微角质，皮部浅黄色，形成层为暗色环，木质部黄色。具豆腥气，味苦。

胡豆莲粉 呈浅黄色粉末，有豆腥气，味苦。

【性味】土家医 性凉，味苦。有小毒。

【功能主治】土家医 清热败毒，利咽，止痛。主治咽喉肿痛，胸肋、脘腹疼痛，痢疾，腹泻，火眼。

【用法用量】土家医 内服：水煎，6～15g，或研末，每次1～1.5g。外用：适量，捣敷或磨汁涂。

【注意】本品有小毒，剂量过大可致呕吐。

【贮存】置通风干燥处。

2. 南天竹子

【土家药名】母布里 muy buf liv

【苗药名】努达弄 nus das nul

【来源】小檗科植物南天竹 *Nandina domestica* Thunb. 的干燥成熟果实，秋季采收，干燥。

【炮制】取成熟果实，除去杂质，干燥。

【成品性状】本品呈球形，直径6～9mm。表面黄红色、暗红色或红紫色，平滑，微具光泽，有的局部下陷，先端具突起的宿存柱基，基部具果柄或其断痕。果皮质松脆，易破碎。种子两粒，略呈半球形，内面下凹，类白色至黄棕色。气微，味微涩。

【性味】

土家医 性平，味酸、微甜。

苗医 性冷，味苦、涩、微甜。有毒。

【功能主治】

土家医 敛肺止咳，平喘。主治久咳，气喘，百日咳。

苗医 敛肺止咳，平喘。主治久咳，气喘，百日咳，肺结核，胃痛。

【用法用量】

土家医 内服：水煎，6 ～ 15g，或研末冲服。

苗医 内服：煎汤，6 ～ 15g。

【注意】外感咳嗽初起慎服，孕妇忌服。

【贮存】置阴凉干燥处，防蛀。

3. 南酸枣

【土家药名】南酸枣 Lanr sax zaof

【来源】漆树科植物南酸枣 *Choerospondias axillaris*（Roxb.）B. L. Burtt & A. W. Hill 的干燥近成熟或成熟果实。秋季果实近成熟或成熟时采收，及时干燥。

【炮制】

南酸枣 取干燥近成熟果实，除去杂质，筛去灰屑，用时捣碎。

炒南酸枣 取干燥成熟果实，除去杂质灰屑，置炒制容器中，用中火炒至外表皮呈焦黑色，果肉焦脆易剥落，有焦香气时即可。

【成品性状】

南酸枣 本品为椭圆形或近卵形，长 2 ～ 3cm，直径 1.4 ～ 2cm。表面黑褐色或棕褐色，稍有光泽，具不规则的皱褶，基部有果梗痕。果肉薄，棕褐色，质硬而脆。核近卵形，黄棕色，顶端有 5（偶有 4 或 6）个明显的小孔，每孔内各含种子 1 枚。无臭，味酸。

炒南酸枣 形同南酸枣，颜色加深，表面有焦斑，有香气。

【性味】土家医 性平，味甜、微酸。

【功能主治】土家医 消积止痛，涩肠止泻，止带。主治食滞胃腹胀痛，腹泻，赤白带下。

【用法用量】土家医 内服：煎汤，10 ～ 20g，或研末内服 3 ～ 5g。

【贮存】置干燥处，防蛀。

4. 响铃草

【土家药名】聋科里席克查 longx kox lix xir ker car

【来源】豆科植物假地蓝 *Crotalaria ferruginea* Graham 的全草。夏、秋季采收，拔起全株，除去杂质，鲜用或晒干。

【炮制】

响铃草 取原药材，洗净，喷淋吸润，切成长段，干燥，筛去碎屑。

蜜炙响铃草 取响铃草切段置锅中炒热，加入蜜水拌匀，炒至吸干，不黏手为度，取出，摊凉。

【成品性状】

响铃草 本品为长段。根表面黄棕色。茎圆柱形，表面灰绿色至棕绿色，被黄棕色茸毛。叶片皱缩，完整者长椭圆形或矩圆状卵形，黄绿色，可见黄棕色茸毛。荚果圆柱形，摇之作响。种子肾形。气微，味淡。

蜜炙响铃草 形如响铃草，表面深黄棕色，略有光泽，滋润不黏手，味微甜。

【性味】土家医 性微冷，味甜、苦。

【功能主治】土家医 补脑聪耳，益气消水，利胆退黄，透湿止带等。主治耳鸣耳聋，肚虚浮肿，黄疸症，摆白病。

【用法用量】 土家医 内服：水煎，20 ～ 30g。外用：适量，鲜品捣敷。

【贮存】 置干燥处。

5. 香血藤

【土家药名】 灭尔二拉被 mi er ex lax bif

【苗药名】 那兄期 nax xonf qif

【来源】 木兰科植物南五味子 *Kadsura longipedunculata* Finet & Gagnep. 的干燥藤茎。全年可采收，除去细枝残叶，切段，晒干。

【炮制】

香血藤 取原药材，除去杂质，洗净，润透，切厚片，干燥。

麸炒香血藤（土家族） 将麦麸置锅内加热，待冒烟时，再放入香血藤片炒至微黄干燥取出放凉。

【成品性状】

香血藤 本品呈圆柱形，直径 1.5 ～ 4.5cm。外皮灰黄色或灰紫褐色，有纵沟纹及皮孔。质坚硬，断面皮部为木部直径的 1/4 ～ 1/3，皮部赤褐色，木质部黄白色或淡棕色，可见细小导管孔，髓部明显，与皮部颜色相同。气香，味微苦。

麸炒香血藤 形同香血藤，颜色加深，有焦香气。

【性味】

土家医 性平，味辣、甜。

苗医 性热，味辣。

【功能主治】

土家医 活血疗伤，赶风通络，调经止痛，缓和药性。主治跌打损伤，风湿麻木，月经不调。

苗医 祛风活血，解毒消肿，止血。主治风湿麻木，筋骨疼痛，跌打损伤，月经不调，胃痛，腹胀，痈肿疮毒，劳伤吐血。

【用法用量】

土家医 内服：水煎，9 ～ 15g，或研末服，1 次 1 ～ 1.5g。外用：适量，煎水洗，或研末调敷。

苗医 内服：煎汤，10 ～ 15g，或浸酒。外用：适量，捣敷或煎水洗。

【贮存】置干燥处，防潮、防霉、防蛀。

6. 鬼箭羽

【土家药名】托托惹葩 tor tor rex pax

【苗药名】杜各舍王第 ndut ghob shed wangl deid

【来源】卫矛科植物卫矛 *Euonymus alatus*（Thunb.）Siebold 的干燥具翅状物的枝条或翅状物。全年均可采收，割取枝条，除去嫩枝及叶，晒干。

【炮制】取鬼箭羽药材，除去杂质，洗净，润透，切段，晒干。

【成品性状】为长段。外表灰绿色或灰黄绿色，粗糙，有细纵棱及顺槽纹，四面生有灰褐色扁平的羽翅，形似箭羽。羽翅茎上轮状排列，质松脆，易折断或脱落，断面金黄色或棕色（日久呈灰褐色）。枝条木质，常残留羽翅痕迹，坚硬，切面黄白色，纤维状。无臭，味淡、微苦涩。

【性味】

土家医 性冷，味苦、辣。

苗医 性冷，味苦、辣。

【功能主治】

土家医 赶火除湿，活血疗伤，逐瘀消坚，赶风止痒。主治风湿骨痛，跌打损伤，腹内肿块，风坨等。

苗医 破血通经，解毒消肿，杀虫。主治妇女经闭，产后瘀血腹痛，风湿痹痛，跌打损伤等。

【用法用量】

土家医 内服：水煎，4 ～ 10g。外用：适量。

苗医 内服：煎汤，4 ～ 9g。外用：适量。

【注意】孕妇、气虚崩漏者、月经过多者禁服。

【贮存】置干燥处，防潮、防霉、防蛀。

7. 姜

【土家药名】可苏 kox sux

【苗药名】善 shand

【来源】姜科植物姜 *Zingiber officinale* Roscoe 的根茎。秋、冬二季采挖，除去须根和泥沙。

【炮制】

生姜 取生姜，洗净，切片或捣碎，鲜用。

煨姜 取药材，用草纸包裹湿润后，照煨法煨至纸变焦黄色，取出放凉，切片。

【成品性状】

生姜 本品呈不规则块状，略扁，具指状分枝，长 4 ～ 18cm，厚 1 ～ 3cm。表面黄褐色或灰棕色，有环节，分枝顶端有茎痕或芽。质脆，易折断，断面浅黄色，内皮层环纹明显，维管束散在。气香特异，味辛辣。

煨姜 本品呈不规则的块片。外表皮棕褐色，偶见焦斑，切面棕黄色。气香特异，味辛辣。

【性味】

土家医 性热，味辣、微苦。

苗医 性热，味辣。

【功能主治】

土家医 温中止痛，散寒发表，赶气消胀，赶风通络等。主治肚腹冷痛，伤寒风症，腹泻，骨刺颈痛，诸虫入耳。

苗医 散寒解表，降逆止呕，化痰止咳。主治风寒感冒，恶寒发热，头痛鼻塞，恶心呕吐，痰饮咳嗽，胀满，泄泻。

【用法用量】

土家医 内服：水煎，3～10g，或捣汁服。外用：捣敷或涂搽。

苗医 内服：煎汤，3～10g，或捣汁冲服。外用：捣烂外敷，切片搽患处或炒热熨。

【注意】阴虚内热及实热证者禁服。

【贮存】置干燥处，防潮、防霉、防蛀。

8. 洋桃根

【土家药名】抗苦洋托罗 kanr kux yanr tor lof

【苗药名】睛比木 jongx bid mongs

【来源】猕猴桃科植物中华猕猴桃 *Actinidia chinensis* Planch. 的根。全年均可采挖，洗净，鲜用或晒干。

【炮制】取原药材，除去杂质，洗净，润透，切厚片，干燥，筛去碎屑。

【成品性状】呈类圆形厚片，质硬，切面皮部棕褐色或黑褐色，木部黄棕色，密布细小的导管孔。气微，味淡。

【性味】

土家医 性冷，味苦、辣。有小毒。

苗医 性微冷，味甜、涩。有小毒。

【功能主治】

土家医 赶风赶湿，清热攻毒，活血散结，生津止渴。主治风湿疼痛，跌打损伤，黄疸，食积不化，瘰疬，疮疖，胃肠道肿瘤，乳癌，津伤口渴。

苗医 清热，利湿，活血，消肿。主治肝炎，水肿，跌打损伤，风湿关节痛，淋浊，带下，疮疖，瘰疬。

【用法用量】

土家医 内服：水煎，10 ～ 30g。外用：适量，捣敷。

苗医 内服：煎汤，5 ～ 15g。外用：适量。

【贮存】置阴凉干燥处，防蛀。

9. 穿心草

【土家药名】窝炸起痛 wow zaf qix tongf

【苗药名】芮几旮 reib jid nggab

【来源】藤黄科植物元宝草 *Hypericum sampsonii* Hance 的全草。

【炮制】取药材，除去杂质，抢水洗净，切段，干燥。

【成品性状】本品呈不规则的段。茎圆柱形，表面棕黄色至深棕色，质坚硬，切面中空。叶多皱缩破碎，棕褐色，对生，基部合生而茎贯穿其中。蒴果卵圆形。种子细小，多数。气微，味淡。

【性味】

土家医 性微冷，味苦、辣。

苗医 性冷，味苦，辣。

【功能主治】

土家医 活血调经，疗伤止痛，除湿退黄，败毒消肿，提拔异物等。主治月经推迟，火痢症，黄疸症，毒蛇咬伤，湿毒疡，异物入肉等。

苗医 通经活血，止血生肌，清热解毒，祛风通络。主治吐血，尿血，跌扑损伤，月经不调，小儿高热，痢疾，肠炎，风湿痹痛，奶痈，水火烫伤，痈肿疮毒，臁疮经久不愈。

【用法用量】

土家医 内服：水煎，10 ～ 15g。外用：适量，研粉撒布或捣敷。

苗医 内服：煎汤，9 ～ 15g。外用：适量，捣敷或研粉外敷。

【贮存】置干燥处。

十 画

1. 艳山红（满山红）

【土家药名】卡亏哈卡卜 qiar kuix har kax pux

【来源】杜鹃花科植物杜鹃 *Rhododendron simsii* Planch. 的干燥根、花、叶。4 月至 5 月采花。

【炮制】取药材，除去杂质，洗净，润透，切厚片，晒干。

【成品性状】花多皱缩卷曲，淡红色、玫红色至紫红色。完整者展开后呈宽漏斗状，长 3 ～ 5cm，5 裂，裂片近倒卵形，雄蕊多为 10 枚，稀 7 ～ 9 枚，花丝中部以下有疏生短柔毛，花药紫色，子房卵圆形，柱头头状。气清香，味酸、甘。

【性味】土家医 性微冷，味辣、涩。

【功能主治】土家医 化痰止咳，清肺降气，止咳平喘，赶火败毒，收敛止血，活血疗伤，息风止痫等。主治咳喘，疯狗咬伤，血崩症，跌打筋伤，猪婆风等症。

【用法用量】 土家医 内服：水煎，花6～10g。外用：适量，鲜品捣敷。

【贮存】 置阴凉干燥处，防潮、防热。

2. 赶山鞭（九龙盘）

【土家药名】 铺给梯科倮 puf gax tix kox lox

【苗药名】 宝夹妹 baot giad meid

【来源】 百合科植物蜘蛛抱蛋 *Aspidistra elatior* Blume 的根茎。秋季采挖，除去须根及泥沙，晒干。

【炮制】

赶山鞭 除去杂质，洗净，清水润2～3小时，捞出，切成3～5mm斜片，晒干。

酒赶山鞭（苗族） 取生品饮片，加酒淋湿拌匀，润透后，置锅中炒干，取出放凉。

【成品性状】

赶山鞭 本品为类圆形或不规则形的厚片。外表皮灰黄色或黄棕色，可见疏密不均匀的环节和纵沟，节上残留须根或点状根痕。切面黄白色，纤维性。质硬。气微，味甜后苦。

酒赶山鞭 形同赶山鞭片，颜色加深，微有酒气。

【性味】

土家医 性微热，微甜、辣、苦。

苗医 性热，味甜、麻。

【功能主治】

土家医 活血疗伤，赶风除湿，补肾健骨，益精助孕。主治跌打损伤，风湿身痛，腰膝酸软，无子症等。

苗医 通气散血，祛风除湿，补虚弱，强筋骨，止痛。主治跌打损伤，风湿疼痛，腰痛，用于接骨。

【用法用量】

土家医 内服：水煎，10～15g，鲜品，30～50g。外用：适量，捣敷。

苗医 内服：煎汤，9～15g。外用：适量，捣敷。

【注意】忌生冷食物。孕妇忌服。

【贮藏】置干燥处。

3. 莓茶

【土家药名】窝泽胖思 wov cer pang sex

【来源】葡萄科植物大齿牛果藤 *Nekemias grossedentata*（Hand.–Mazz.）J. Wen & Z. L. Nie 经发酵加工的嫩枝、叶。6月采摘，晒干或烘干。

【炮制】夏季枝叶茂盛时采收，置锅内炒热，或放入沸水中稍焯后捞起，沥干水分，放在缸内，盖严，发酵，待表面现星点状“白霜”时取出，晒干备用。

【成品性状】本品茎略呈圆柱形，直径0.5～3mm。表面黄绿色至黄棕色，具纵棱。质脆，易折断，断面略显纤维性。叶多皱缩卷曲，表面暗灰绿色，被有淡黄白色颗粒状物；完整叶片展开后呈长椭圆形、狭菱形、菱状卵形或披针形，长2～5cm，宽1～2cm，边缘有锯齿，基部楔形。气清香，味甘、微苦。

【性味】土家医 性微冷，味甜、微苦。

【功能主治】土家医 养心安神，赶火败毒，利湿消肿，通利大便。主治心慌心跳，感冒发热，咽喉肿痛，蛾子，湿热黄疸，痈肿疮毒，大便秘结等。

【**用法用量**】土家医 内服：水煎，30～50g，或泡服。外用：鲜品捣敷。

【**贮存**】置干燥处，防潮、防霉、防蛀。

4. 桐子树（桐子油）

【**土家药名**】桐色四 tongr ser sif

【**苗药名**】都头摇 xanb dox yob

【**来源**】大戟科植物油桐 *Vernicia fordii*（Hemsl.）Airy Shaw，药用其根皮和种子榨取的油脂。

【**炮制**】

根皮 取原药材，剥取根皮，洗净，切段，干燥。

桐子油 取桐子仁，研碎，榨取油脂。

【**成品性状**】

根皮 呈段片状，表面棕褐色，内表面黑褐色，厚3～5mm。气微，味甜、微辣。

桐子油 金黄色黏稠液体。

【**性味**】

土家医 性冷，味甜、微辣。有毒。

苗医 性冷，味苦。

【**功能主治**】

土家医 赶火败毒，宣肺止咳，泻下通便，催吐排毒。主治水火烫伤，咳喘痰鸣，风痰喉痹，痰火瘰疬，食积腹胀，大小便不通，丹毒，癣疥，食物中毒等。

苗医 消肿，杀虫，散瘀。主治水臌病。

【**用法用量**】

土家医 内服：水煎，15～60g；催吐，油3～5汤匙。外用：适量，根皮捣敷，油涂搽。

苗医 内服：根 6 ～ 12g，水煎或炖肉服。

【注意】本品有毒，内服不宜过量，且中病即止。

【贮存】置干燥处。

5. 蚊母草

【土家药名】鲁嘎阿沙席克查 lux gax ax sax xir ker car

【苗药名】莴珍伦 wob zend nund

【来源】玄参科植物蚊母草 *Veronica peregrina* L. 带虫瘿的干燥全草。春末、夏初割取果未开裂的全草，晒干。

【炮制】

蚊母草 取原药材，除去杂质，抢水洗净或喷淋清水，稍润后切长段，干燥，筛去灰屑。

童便制蚊母草 取晒干的蚊母草用童便浸 1 日，晒干，再浸再晒，反复数次，研细末。

【成品性状】

蚊母草 为长段。根纤细，须状。茎圆柱形，有的已压扁，直径 1 ～ 2mm，外表面黄褐色至棕黑色，具细纵纹，可见对生的分枝，切面中空。叶多破碎和皱缩，褐绿色至黑绿色，狭细。花小，黄褐色，少见。果实心形，略扁，长约 3mm，宽大于长，黄褐色，顶端中央凹入，内有多数细小的种子，长约 0.5mm，并可见表面粗糙的虫瘿。质坚脆。气微，味淡。

童便制蚊母草 为粉末，微有尿腥气。

【性味】

土家医 性平，味涩、辣、苦。

苗医 性热，味甜、微辛。

【功能主治】

土家医 收敛止血，活血疗伤，通经止痛，败毒，消肿，止痢。主治多种出血，跌打损伤，痛经，玉宫恶瘤，寒湿痢等。

苗医 活血消肿，止血，止痛。主治吐血，咯血，鼻衄，便血，跌打损伤。

【用法用量】

土家医 内服：水煎 15 ～ 30g。外用：适量，鲜品捣敷。

苗医 内服：煎汤，6 ～ 15g，或研末，或捣汁服。外用：鲜品适量，捣烂外敷或煎水洗。

【注意】孕妇忌服。

【贮存】置干燥处。

6. 铁马鞭

【土家药名】写马鞭 xiex max bianx

【苗药名】芮嘎摆 reib nggab nbeat

【来源】马鞭草科植物马鞭草 *Verbena officinalis* L. 的干燥地上部分。6 月至 8 月花开时采割，除去杂质，晒干。

【炮制】

铁马鞭 取原药材，除去杂质及残根，洗净，稍润，切中段，干燥。

铁马鞭灰（土家医） 将铁马鞭置火中烧成灰。

【成品性状】

铁马鞭 为中段。茎方形，每面均有纵沟，表面绿褐色，粗糙，质硬而脆，切面中间有髓或中空。叶灰绿色或绿褐色，多皱缩破碎，具毛。穗状花序多见，花小。气微，味苦。

铁马鞭灰 呈灰色粉末状。

【性味】

土家医 性冷，味淡、苦、辣。

苗医 性冷，味苦、涩。

【功能主治】

土家医 透湿退黄，赶火利尿，活血疗伤。主治黄疸症，尿急症，湿热腹泻，跌打损伤等。

苗医 清热解毒，活血止痛，利水消肿，截疟。主治外感发热，湿热黄疸，肝炎，尿路感染，水肿，咽喉肿痛，月经不调，经闭，腹痛，疟疾，痈肿疮毒，跌打损伤，骨折。

【用法用量】

土家医 内服：水煎，10 ～ 15g。外用：适量。

苗医 内服：煎汤，5 ～ 10g。外用：捣烂外敷或煎水洗。

【注意】孕妇慎用。

【贮存】置干燥处。

7. 铁灯台

【土家药名】吉那尺莲 jir nax cir lanr

【苗药名】芮筛 reib sed

【来源】百合科植物七叶一枝花 *Paris polyphylla* Sm. 的根茎。秋季采挖，除去须根，洗净，晒干。

【炮制】除去杂质，洗净，润透，切薄片，及时干燥。

【成品性状】本品呈不规则类圆形或椭圆形的薄片。外表皮灰棕色。切面外侧多呈棕褐色，近外缘处可见一圈黄白色或灰黄色环纹，中央呈棕褐色或色较浅，角质样。气微香，味甘、微涩而麻舌。

【性味】

土家医 性冷，味辣、苦。有小毒。

苗医 性冷，味苦。有小毒。

【功能主治】

土家医 赶火败毒，活血疗伤，赶气止痛。主治毒蛇咬伤，痈疮疔毒，跌打损伤，胃脘胀痛等。

苗医 清热解毒，败毒消肿，平喘止咳，定惊安魂。主治痈肿疮毒，脓耳（中耳炎），咽肿喉痹，乳癀，撑耳癀，无名肿毒，毒蛇咬伤，跌打伤痛，慢性支气管炎，小儿惊风抽搐。

【用法用量】

土家医 内服：水煎，10 ～ 15g。外用：适量，磨汁涂伤口，或研末调敷。

苗医 内服：煎汤，5 ～ 15g；研末，每次 1 ～ 3g，吞服。外用：适量，研末调敷或鲜品捣敷。

【注意】虚寒证、阴证外疡者及孕妇禁服。

【贮存】置通风干燥处。

8. 铁苋菜（海蚌含珠）

【土家药名】铁贴统 tiex tier tongr

【苗药名】芮命起 reib minb nqint

【来源】大戟科植物铁苋菜 *Acalypha australis* L. 的干燥或新鲜全草。夏、秋季采割，除去杂质，晒干或鲜用。

【炮制】取原药材，除去杂质，抢水洗净，切段，干燥。

【成品性状】为中段。茎圆柱形，直径 1.5 ～ 5mm。外表面黄棕色或黄绿色，具纵条纹，切面黄白色，中空或有髓。叶皱缩且破碎，灰绿色至暗绿色，展平后，可见叶缘具钝齿，有细柔毛，叶柄细，亦具柔毛。苞片叶状，三角形，灰绿色，有时合抱如蚌，花小，内含三棱状扁球形果实。果实直径约 3mm，具柔毛。种子近球形，长约 1mm，黑褐色。气微，味淡。

【性味】

土家医 性冷，味苦、微辣。

苗医 性冷，味苦、涩。

【功能主治】

土家医 败毒止痢，凉血止血，赶风止痒，赶火消肿。主治火毒痢疾，血热出血，风坨，毒蛇咬伤等。

苗医 清热利湿，凉血解毒，消积。主治痢疾，泄泻，吐血，尿血，红白痢，崩漏，小儿疳积，痈疖疮疡，皮肤湿疹。

【用法用量】

土家医 内服：水煎，10 ～ 30g。外用：鲜用适量，捣敷。

苗医 内服：煎汤，干品 10 ～ 15g，鲜品 30 ～ 60g。外用：适量，水煎洗，或捣烂外敷。

【注意】老弱气虚者慎服，孕妇禁服。

【贮存】置干燥处。

9. 积雪草

【土家药名】铜钱皮嘎拉 tong qian pi ga la

【苗药名】芮德谋 reib deb mloul

【来源】伞形科植物积雪草 *Centella asiatica*（L.）Urb. 的全草。夏、秋二季采收，除去泥沙，晒干。

【炮制】取积雪草，除去杂质，清水洗净，稍晾，切段，晒干。

【成品性状】为中段。根圆柱形，直径 1 ～ 1.5mm，表面浅黄色或灰黄色。茎细长，黄棕色，有细纵皱纹，节上常着生须状根。叶片多皱缩、破碎，直径 1 ～ 4cm，灰绿色，边缘有粗钝齿；有叶柄，扭曲。伞形花序。双悬果扁圆形，有明显隆起的纵棱及细网纹，果梗甚短。气微，味淡。

【性味】

土家医 性寒，味淡、辛。

苗医 性冷，味苦、辛。

【功能主治】

土家医 解砒霜毒，消肿利尿。主治砒霜中毒，咽喉肿痛，热泻，肾病水肿，湿疹，疔疮肿毒。

苗医 清热利湿，活血止血，解毒消肿。主治发热，咳喘，咽喉肿痛，肠炎，湿热黄疸，水肿，痛经，丹毒，跌打损伤，外伤出血，蛇虫咬伤等。

【用法用量】

土家医 内服：水煎，30 ～ 60g，或鲜品捣汁。外用：适量，鲜品捣敷。

苗医 内服：煎汤，干品 9 ～ 15g，鲜者 15 ～ 30g，或捣汁。外用：适量，捣敷或绞汁涂。

【注意】脾胃虚寒者忌服。

【贮存】置干燥处，防潮、防霉、防蛀。

10. 秤星树

【土家药名】起布里卡蒙 qix buf lix kar mongr

【来源】冬青科植物秤星树 *Ilex asprella*（Hook. & Arn.）Champ. ex Benth. 的干燥根及茎。秋季挖根，除去泥沙，晒干，或鲜用。

【炮制】取原药材，除去枝、叶及杂质，洗净，润透（或趁鲜），切厚片，干燥，筛去碎屑。

【成品性状】为类圆形片或不规则厚片。外表皮部较薄，灰褐色至灰黄色，微有皱纹，具有多数白色散在圆形小皮孔，大小似秤星。切面淡黄白色，可见放射状及不规则纹理。质坚硬。气微，味微苦后甘。

【性味】土家医 性寒，味苦、甜。

【功能主治】土家医 赶火退烧，败毒消肿，除湿止带，赶风止痛，败蕈毒等。主治小儿高热，咽喉肿痛，大子吃小子（土家医疾病一百单八杂症之一。以一侧或双侧睾丸肿大、明显压痛为主症，类似西医的急性睾丸炎），摆白病，偏头风，误食毒蕈等。

【用法用量】土家医 内服：水煎，30 ～ 100g。外用：适量，捣敷。

【贮存】置干燥处。

11. 臭牡丹

【土家药名】南八莲 nanr bax lianr

【苗药名】巴垌杜谷蒙 bar jongb doub gud mend

【来源】马鞭草科植物臭牡丹 *Clerodendrum bungei* Steud. 的干燥地上部分。夏、秋季采收，除去杂质，晒干。

【炮制】取原药材，除去杂质，洗净，切段，干燥。

【成品性状】茎呈长圆柱形，直径 0.3 ～ 1.2cm。表面灰棕色至灰褐色，皮孔点状或稍呈纵向延长，节处叶痕呈凹点状。切面皮部棕色，薄，木部灰黄色，髓部白色。叶多皱缩破碎，基部截形或心形，边缘有细锯齿，上表面棕褐色至棕黑色，疏被短柔毛，下表面色稍淡，无毛或仅脉上有毛，基部脉腋处可见黑色疤痕状的腺体，叶柄黑褐色。气臭，味微苦、辛。

【性味】

土家医 性微热，味辣、微甜、微苦。

苗医 性冷，味麻、辣。

【功能主治】

土家医 平肝潜阳，解毒消肿，赶风除湿。主治头痛眩晕（高血压），风湿关节痛，白带过多，痈肿，乳痈，瘰疬，湿疹，痔疮，脱肛。

苗医 解毒消肿，祛风湿，降血压。主治痈疽，疔疮，发背，乳痈，痔疮，丹毒，风湿痹痛，高血压病。

【用法用量】

土家医 内服：水煎，10～15g。外用：适量，煎水熏洗，或研末调敷。

苗医 内服：煎汤，10～15g。外用：适量，煎水熏洗，或研末调敷。

【贮存】置干燥处。

12. 疳积草

【土家药名】日阿鲁嘎香席克查 rar lux gax xianx xir ker car

【苗药名】芮命告 reib mib ghueb

【来源】爵床科植物爵床 *Justicia procumbens* L. 的干燥全草。8 月至 9 月采收，除去杂质，晒干。

【炮制】取原药材，除去杂质，切中段，干燥。

【成品性状】为中段。根细而弯曲。茎多具纵棱 6 条，表面黄绿色至浅棕黄色，有毛，节膨大成膝状，近基部节上有须状根，质韧。叶互生，具柄，叶片多皱缩，展平后叶片椭圆形或卵形，宽 0.5 ～ 2cm，浅绿色，先端尖，全缘，有毛。穗状花序，苞片条状披针形，被白色长毛。蒴果长卵形，上部一般有种子 4 粒，下部实心似柄状。气微，味微苦。

【性味】

土家医 性微冷，味辣、甜、淡。

苗医 性冷，味苦。

【功能主治】

土家医 赶食化积，透湿退黄，赶火发表，活血疗伤。主治小儿疳积，黄疸病，感冒发烧，跌打损伤等。

苗医 清热解毒，利湿消积，活血止痛。主治感冒发热，咳嗽，咽喉肿痛，疳积，湿热泻痢，疟疾，黄疸，浮肿，小便淋浊，筋骨疼痛，跌扑损伤，痈疽疔疮，湿疹。

【用法用量】

土家医 内服：水煎，10 ～ 15g。外用：适量。

苗医 内服：煎汤，干品 10 ～ 15g，鲜品 30 ～ 60g，或捣汁，或研末。外用：鲜品适量，捣烂外敷，或煎汤洗浴。

【注意】脾胃虚寒者禁服。

【贮存】置干燥处。

13. 润血莲

【土家药名】斗笔那统 dur bif laf tong

【苗药名】嘎着甲 nggad zhaos jiad

【来源】鹿蹄草科植物鹿蹄草 *Pyrola calliantha* Andres 的全草。四季采收，除去杂质，晒干或鲜用。

【炮制】将采收的鹿蹄草，除去杂质，洗净泥土，晒至全叶片较软略抽缩时，堆压发汗，盖麻袋等物，使叶片两面变成紫红色或紫褐色，切段，晒干或炕干即可。

【成品性状】本品为不规则的段或碎片。茎圆柱形，表面棕褐色至黑褐色，有的具纵棱。叶多破碎，完整者长卵圆形或近圆形，表面黄褐色至紫褐色，先端圆或稍尖，全缘或有稀疏的小锯齿，边缘略反卷，上表面有时沿脉具白色的斑纹。气微，味淡、微苦。

【性味】

土家医 性温，味苦、微涩。

苗医 性热，味甜、苦。

【功能主治】

土家医 润肺止咳，散寒止吼，疗伤接骨，活血止血，赶风除湿等。主治肺痨病，冷吼病，筋伤骨折，产后腹痛，摆红病，脚膝无力，蛇、虫、犬咬伤，外伤出血等病症。

苗医 补肾强骨，祛风除湿，止咳，止血。主治肾虚腰痛，风湿痹痛，筋骨痿软，新旧咳嗽，吐血，衄血，崩漏，外伤出血。

【用法用量】

土家医 内服：水煎，10 ～ 15g。

苗医 内服：煎汤，15 ～ 30g，或研末，6 ～ 9g。外用：适量，捣烂外敷或研末撒，或煎水洗。

【贮存】置干燥处，防潮、防霉、防蛀。

14. 桑黄

【土家药名】扣列共 koul led gus

【来源】多孔菌科真菌针层孔菌（火木层孔菌）*Phellinus igniarius*（L. ex Fr.）Quel. 的干燥子实体。全年均可采收，干燥。

【炮制】 取原药材，除去树皮及杂质，切成小块或研碎。

【成品性状】 本品菌盖呈扁半球形或马蹄形，直径 2 ～ 15cm，厚 1 ～ 8cm，浅褐色至暗灰色或黑褐色。木质，无柄，个大的常龟裂，有同心环棱，边缘钝，具明显的乳黄色至棕黄色边界，稍反卷。菌肉深咖啡色，木质，菌管与菌肉近同色，多层，但层次不明显，菌管管口近圆形。断面从外到内颜色由浅黄棕色至褐黄色或棕黄色。气微，味微苦。

【性味】 土家医 性寒，味微苦。

【功能主治】 土家医 软坚散结，活血止血，和胃止泻。主治癥瘕积聚，痰核，外伤出血，崩漏带下，胃热呕吐，湿热泻痢。

【用法用量】 土家医 内服：水煎，6 ～ 15g，或入丸、散剂。外用：适量，研末调敷。

【贮存】 置通风干燥处，防蛀。

十一画

1. 接骨木

【土家药名】 鲁嘎阿洒卡 lux gax ax sax kar

【苗药名】 杜木瓜 ndut mux ghuad

【来源】 忍冬科植物接骨木 *Sambucus williamsii* Hance 的干燥茎叶。夏、秋二季采收，晒干。

【炮制】

接骨木 取原药材，洗净，润透，切中段或厚片，晒干。

酒接骨木 取接骨木片放入锅中，炒热，喷洒米酒，炒至微黄取出（接骨木 100kg，米酒 15kg）。

【成品性状】

接骨木 为中段或厚片。茎直径 1 ～ 3cm。表面灰褐色或绿褐色，有纵裂纹及多数点状皮孔，质坚硬，切面不平坦，皮部薄，木部黄白色至黄色，髓部疏松，呈棕黄色海绵状。叶质脆，易碎。气微，味淡。

酒接骨木 形同接骨木，有酒气。

【性味】

土家医 性平，味甜、苦。

苗医 性冷，味苦。

【功能主治】

土家医 活血疗伤，接骨续筋，赶风除湿，利水消肿。主治跌打扭伤，骨折，风湿腰腿痛，水肿病等。

苗医 祛风止痛，活血散瘀，利湿，接骨。主治风湿疼痛，痛风，腰痛，水肿，骨折。

【用法用量】

土家医 内服：水煎或泡酒，10 ～ 30g。外用：适量，捣敷或煎水洗，或研末撒。

苗医 内服：煎汤，10 ～ 30g。外用：鲜品适量，捣烂外包。

【注意】孕妇禁服，体质虚弱者慎服。

【贮存】置干燥处，防潮、防霉、防蛀。

2. 接骨草（八棱麻）

【土家药名】叶棱克思 yenx liex kex sir

【来源】忍冬科植物接骨草 *Sambucus javanica* Reinw. ex Blume 的干燥茎、叶。夏、秋季采收，除去杂质，晒干或鲜用。

【炮制】取原药材，除去杂质，喷淋清水，稍润，切段，干燥。

【成品性状】为段片。茎具棱线，表面青绿色，节部淡红色。叶对生，小叶片完整者展开后呈长椭圆状披针形，长 8 ～ 18cm，宽 1 ～ 2.5cm，边缘有锯齿，上面绿色，下面灰绿色。花白色。浆果球形，黑色。气微，味微苦。

【性味】土家医 性冷，味苦、辣。

【功能主治】土家医 活血疗伤，除湿止痛，消水退肿，赶风止痒等。主治跌打骨折，风气病，水肿病，漆疮等。民间还用治坐骨神经痛，带下病，风疹等。

【用法用量】土家医 内服：水煎，15 ～ 30g。外用：适量，煎水洗。

【贮存】置干燥处。

3. 黄三七

【土家药名】阿地库七 ax dir kuf qir

【苗药名】比脚攻巴 bid jaos gongt bad

【来源】百合科植物深裂竹根七 *Disporopsis pernyi*（Hua）Diels 的根茎及叶。全年可采挖根茎，除去须根及地上部分，鲜用或蒸后晒干。随时采叶，鲜用或晒干。

【炮制】取原药材，除去杂质，洗净，切厚片，干燥。

【成品性状】本品呈圆形片状，直径 0.2 ～ 0.7cm。表面黄棕色至棕褐色，每隔 2 ～ 4cm 有一圆盘状茎痕，黄棕色，直径 0.2 ～ 0.6cm，在两个茎痕之间有隆起的浅棕色环节，节间疏密不等，并有小圆点状的细根痕散在。质较坚硬，易折断，断面角质样。有明显的内皮层环。气微，味微甘，稍苦，具黏性。

【性味】

土家医 性平，味甜。

苗医 性微冷，味甜、淡。

【功能主治】

土家医 养阴润肺，益气扶正，健胃赶食，补肾止遗。主治肺痨干咳，病后虚弱，小儿疳积，尿频跑马等。

苗医 益气健脾，养阴润肺，活血舒筋。主治产后虚弱，小儿疳积，阴虚咳嗽，多汗，口干，跌扑肿痛，风湿疼痛，腰痛。

【用法用量】

土家医 内服：水煎 15 ～ 30g，或炖食。外用：适量，鲜用捣敷，或浸酒搽。

苗医 内服：煎汤 15 ～ 30g，或浸酒。外用：适量，鲜品捣烂外敷，或浸酒搽。

【贮存】置干燥处。

4. 黄瓜香

【土家药名】抽脓拔 huanr guar xianx

【来源】堇菜科植物七星莲 *Viola diffusa* Ging. 的全草。夏、秋季采集，除去杂质，鲜用或晒干。

【炮制】除去杂质，洗净，切段，干燥或鲜用。

【成品性状】本品为不规则的段。茎细弱，具细棱线。叶片薄而皱缩，多而破碎，黄绿色或灰绿色，边缘有钝圆齿。花少见，花梗长，花冠黄白或淡紫色，有距。蒴果长椭圆形，3 瓣裂。种子细小，黄棕色。气微，稍有黄瓜味。

【性味】土家医 性冷，味甜、微苦。

【功能主治】土家医 益精助孕，败毒消肿。主治精亏不孕，痈疮疔毒，癫狗咬伤，半夏中毒等。

【用法用量】土家医 内服：煎汤或炒食，30 ～ 50g，鲜品加倍。外用：鲜品适量，绞汁外搽，或捣敷。

【贮存】置干燥处。

5. 黄荆条

【土家药名】马哭利卡 max kux lif kar

【苗药名】代努楚 del nus chub

【来源】唇形科植物牡荆 *Vitex negundo* L. var. *cannabifolia*（Sieb.et Zucc.）Hand.–Mazz. 的全株及果实。夏、秋季叶茂盛时采收。

【炮制】

茎 取药材，除去杂质，洗净，根切厚片，茎枝切短段，阴干。

果实 取药材，除去杂质。

【成品性状】

茎 本品呈类圆形的厚片或不规则的短段。茎枝外表皮黄棕色至棕褐色，有的呈明显的四棱形，有的呈类圆柱形，密被短柔毛。根为厚片，外表皮黄白色至灰褐色，外皮常呈片状剥落，切面木部棕黄色。气特异，味苦、微涩。

果实 本品呈卵圆形，长 2 ～ 3.5mm，宽 2 ～ 3mm，顶端有花柱脱落的凹痕。宿萼钟形，包被果实的 2/3 或更多，萼筒顶端 5 齿裂，外面有 5 ～ 10 条纵脉纹，其中 5 条甚明显，外被灰白色短茸毛，基部具果柄。果实表面棕褐色，较光滑，微显细纵纹；果皮质硬，不易破裂，断面果皮较厚，黄棕色，2 ～ 4 室，每室有黄白色种子 1 枚或不育。气香，味微苦、涩。

【性味】

土家医 性微冷，味辣、苦、涩。

苗医 性冷，味微苦。

【功能主治】

土家医 发表散热，赶风止咳，燥湿止泻，固精止遗，利胆退黄。主治风热感冒，肺热咳喘，喉痹肿痛，风湿骨痛，牙痛，烫伤，湿热吐泻，跑马遗尿等。

苗医 清热解表，利湿解毒。主治感冒，中暑，吐泻，痢疾，疟疾，黄疸，风湿，跌打肿痛，疮痈疥癣。

【用法用量】

土家医 内服：水煎，30 ～ 50g，或煎蛋食。外用：适量，水煎洗，或含漱，或煅存性研末调敷。

苗医 内服：煎汤，15 ～ 30g，根皮用量酌减。

【注意】凡湿热燥渴无气滞者忌用。

【贮存】置干燥处，防潮、防霉、防蛀。

6. 黄药子

【土家药名】苦猜王嘎德 ku cai wang ga de

【苗药名】比那棍 bid nangx ghunb

【来源】薯蓣科植物黄独 *Dioscorea bulbifera* L. 的干燥块茎。夏末至冬初采挖，洗净泥土，晒干。

【炮制】

黄药子 取干燥块茎，用水浸泡 2 小时，捞出，放置 12 个小时，切成约 4mm 厚的片，晒干。

童便制黄药子 取黄药子片，用童便浸 1 夜，取出晒干后，置锅中文火慢炒，至表面微有黄色时，取出。

醋黄药子 取黄药子片，置锅中炒热后，淋入食醋拌炒至干，取出，放凉。

【成品性状】

黄药子 呈方块片或圆形、类圆形厚片。外表面棕黑色，切面淡黄色至黄棕色，散有多数颗粒状橙色斑点，粉质。质脆，折断面颗粒状。气微，味苦。

童便制黄药子 形同黄药子，表面颜色略加深，有尿腥味。

醋黄药子 形同黄药子，表面颜色略加深，有醋味。

【性味】

土家医 性冷，味苦、辛。有小毒。

苗医 性冷，味苦。

【功能主治】

土家医 清热攻毒，止血止咳，散结。主治咽喉肿痛，肺热咳嗽，瘿瘤，咯血，吐血，虫蛇咬伤，狗咬伤，疔疮肿毒。

苗医 散结消瘿，清热解毒，凉血止血。主治瘿瘤，喉痹，痈肿疮毒，毒蛇咬伤，肿瘤，吐血，咯血，百日咳，肺热咳喘。

【用法用量】

土家医 内服：煎汤或泡酒，3 ～ 10g。外用：适量，鲜品捣烂外敷，或研末调敷，或磨汁涂。

苗医 内服，煎汤，3 ～ 9g，或浸酒。外用：适量，鲜品捣烂外敷，或研末调敷，或磨汁服。

【注意】本品有毒，多服、久服可引起消化道反应，如呕吐、腹泻、腹痛等，并对肝功能有一定损害，凡脾胃虚弱者和有肝脏疾病的患者慎用。

【贮存】置干燥处，防潮、防霉、防蛀。

7. 萝卜七

【土家药名】峨参 ngor senx

【苗药名】比哪包七 bid hlat baod njint

【来源】伞形科植物峨参 *Anthriscus sylvestris*（L.）Hoffm.的根。夏季倒苗前采挖，晒干。

【炮制】取原药材，除去杂质，洗净，润透，切薄片，干燥，筛去灰屑。

【成品性状】本品呈类圆形或不规则的薄片。外表皮黄棕褐色或灰褐色，切面黄白色或黄棕色，角质样。气微，味微辛、微麻。

【性味】

土家医 性热，味甜、辣、微苦。

苗医 性微温，味辛、甜。

【功能主治】

土家医 补气止咳，强腰壮骨，赶风通脉，赶气止痛，活血疗伤。主治肺虚喘咳，腰杆酸痛，边瘫症，气痛，跌打筋伤，骨节风等。

苗医 益气健脾，活血止痛。主治脾虚腹胀，乏力食少，肺虚咳喘，体虚自汗，老人夜尿频数，气虚浮肿，劳伤腰痛，头痛，痛经，跌打瘀肿。

【用法用量】

土家医 内服：水煎，10～30g，或研末服，每次3～5g，或泡酒。

苗医 内服：煎汤，9～15g，或泡酒。外用：适量，研末调敷。

【注意】孕妇慎服。

【贮存】置通风干燥处，防潮、防蛀。

8. 菊三七

【土家药名】若苦三七 rox kux sanx qir

【苗药名】锐散清 reib sand qil

【来源】菊科植物菊三七 *Gynura japonica*（Thunb.）Juel 的干燥块根。秋、冬季采挖，除去残茎、须根及泥土，晒干。

【炮制】取原药材，除去杂质，洗净，润透，切厚片，晒干。

【成品性状】为不规则的厚片，切面淡黄色，有菊花心。气微，味甘、淡，后微苦。

【性味】

土家医 性平，味甜、辣、微涩。

苗医 性冷，味苦、微甜。

【功能主治】

土家医 散瘀，止血，消肿。主治骨折，跌打肿痛，劳伤疼痛，经闭，痛经，产后腹痛，吐血，衄血，便血，外伤出血。

苗医 止血，散瘀，消肿止痛，清热解毒。主治吐血，衄血，咯血，便血，崩漏，外伤出血，痛经，产后瘀滞腹痛，跌打损伤，风湿痛，疮痈疽疔，虫蛇咬伤。

【用法用量】

土家医 内服：水煎，3 ～ 10g，或研末吞服，1.5 ～ 3g。外用：适量，研末敷。

苗医 内服：煎汤，3 ～ 15g，或研末服，1.5 ～ 3g。外用：适量，研末敷。

【注意】孕妇慎用，有胃病者慎用。文献报道本品有较大毒性，大剂量或长期使用会造成肝肾损伤，临床使用时须控制使用剂量和时间。

【贮存】 置干燥处。

9. 野烟

【土家药名】 务打举 wuf dax jix

【苗药名】 芮嘎烟 reib ghad yand

【来源】 菊科植物天名精 *Carpesium abrotanoides* L.、金挖耳 *Carpesium divaricatum* Siebold. & Zucc. 的干燥全草。秋季结果前采挖，除去杂质，干燥。

【炮制】 取原药材，除去杂质，喷淋清水，稍润，切段，干燥，筛去灰屑。

【成品性状】 为中段。根圆柱形，表面淡黄色或灰绿色，皮部极薄，木部黄白色，可见放射状纹理。茎圆柱形，上部密生短柔毛。叶上表面深绿色，下表面浅绿色，两面均被柔毛。头状花序，直径约6mm，黄绿色。瘦果黑褐色，细长。气微，味淡。

【性味】

土家医 性冷，味苦、辣。有小毒。

苗医 性冷，味苦。

【功能主治】

土家医 赶火败毒，燥湿止泻，赶风止痛。主治癫狗咬伤，疔疮肿毒，腹痛水泄，风湿关节痛等。

苗医 清解表毒，赶水湿毒，止泻，散瘀。主治发热，乳蛾，喉痛，痢疾，皮肤痒疹，毒蛇咬伤，无名肿毒，虫积，血龟病，撑耳癀，老蛇缠腰症等。

【用法用量】

土家医 内服：水煎，3 ～ 9g。外用：适量，捣敷，或煎水熏洗患处。

苗医 内服：煎汤，3 ～ 10g。外用：适量，水煎外洗，或捣敷。

【注意】慢惊风患者不宜服此药。

【贮存】置干燥处。

10. 野葡萄

【苗药名】比介 bib gieb

【来源】葡萄科植物三裂蛇葡萄 *Ampelopsis delavayana* Planch. 的根。秋季采挖根部，洗净泥土，晒干。

【炮制】除去杂质，洗净，稍润，切厚片，干燥。

【成品性状】本品为厚片，直径 0.5 ～ 1.5cm。表面暗褐色，有纵皱纹。质硬而脆，易折断。断面皮部较厚，红褐色，粉性，木部色较淡，纤维性，皮部与木部易脱离。气微，味涩。

【性味】苗医 性冷，味苦、涩。

【功能主治】苗医 活血通络，止血生肌，解毒消肿。主治风湿痹痛，跌打瘀肿，创伤出血，烫伤，疮痈。

【用法用量】苗医 内服：煎汤，10 ～ 30g。外用：适量，捣干粉敷。

【贮存】置干燥通风处。

11. 蛇不过

【土家药名】窝拉卡他 wov lax kax tax

【苗药名】芮削洽 reib xaod qab

【来源】蓼科植物扛板归 *Persicaria perfoliata*（L.）H. Gross 的干燥地上部分。夏季开花时采割，晒干。

【炮制】

蛇不过 取原药材，除去杂质，洗净，切中段，干燥。

焦蛇不过（土家族） 取蛇不过，置锅中炒焦，取出放凉。

酒蛇不过 取蛇不过置锅中炒热，加酒拌炒，炒至微黄，取出，放凉。

【成品性状】

蛇不过 本品呈不规则的段。茎略呈方柱形，有棱角，多分枝，直径可达 0.2cm，表面紫红色或紫棕色，棱角上有倒生钩刺，节略膨大，节间长 2 ～ 6cm，断面纤维性，黄白色，有髓或中空。叶互生，有长柄，盾状着生；叶片多皱缩，展平后呈近等边三角形，灰绿色至红棕色，下表面叶脉和叶柄均有倒生钩刺；托叶鞘包于茎节上或脱落。短穗状花序顶生或生于上部叶腋，苞片圆形，花小，多萎缩或脱落。气微，茎味淡，叶味酸。

焦蛇不过 形同蛇不过，表面炭化，焦黑色。

酒蛇不过 形同蛇不过，有酒气。

【性味】

土家医 性微寒，味酸。

苗医 性冷，味酸、苦。

【功能主治】

土家医 败毒消肿，收湿敛疮，赶火止咳，主治毒蛇咬伤，腰带疮，清水疮，诸疮肿毒，泻痢，湿疹，水肿，皮肤瘙痒，咽痛咳嗽，鹧鸪咳等。

苗医 清热解毒，利湿消肿，散瘀止血。主治感冒发热，泻痢，水肿，淋浊，带下，吐血，便血，疔疮痈肿，跌仆肿痛，蛇虫咬伤。

【用法用量】

土家医 内服：水煎，30 ～ 50g。外用：适量，研末调搽，或捣敷。

苗医 内服：煎汤，10 ～ 15g，鲜品加倍。外用：适量，捣烂敷或水煎熏洗。

【贮存】置干燥处。

12. 蛇含

【土家药名】及密翁龙惹书 jir mif ongx longr ref sux

【苗药名】比爬农 bib pax lond

【来源】蔷薇科植物蛇含委陵菜 *Potentilla kleiniana* Wight & Arn. 的干燥全草。一年四季均可采挖，除去杂质，洗净，晒干。

【炮制】取原药材，除去杂质，洗净，切段，晒干。

【成品性状】本品为不规则的段，根、茎、叶、花混合。主根短粗，表面棕褐色，有纵皱纹，上生多数须根。茎细，灰绿色，被疏毛。叶皱缩，完整者展平后为掌状复叶；基生叶有 5 片小叶，倒卵形或者倒披针形，长 1 ～ 5cm，宽 0.5 ～ 1.5cm，边缘具粗锯齿，上下表面均披毛；茎生叶有 3 ～ 5 片小叶。聚伞花序顶生，黄色。气微，味苦、微涩。

【性味】

土家医 性冷，味苦。

苗医 性冷，味苦。

【功能主治】

土家医 败毒消肿，壮腰补虚，除湿止痛，息风止痉，杀虫等。主治疮痈肿毒，毒蛇咬伤，体虚腰痛，克马风（为土家医疾病的七十二病证之一。患者以畏寒发烧，身热肢冷，目直，口吐白沫，愈发愈重，腹胀痛，坐卧不安，吵人等为特点，属于高热抽搐的一种表现），蛔虫病等。

苗医 清热解毒，化痰止咳，消肿止痛，截疟。主治外感咳嗽，百日咳，高热惊风，咽喉肿痛，疟疾，痢疾。外用治毒蛇咬伤，腮腺炎，乳腺炎，角膜溃疡，带状疱疹，外伤出血，疔疮，痔疮。

【用法用量】

土家医 内服：15 ～ 30g，水煎或蒸食。外用：适量，研末调搽。

苗医 内服：煎汤，9 ～ 30g。外用：适量，煎水洗或含漱。

【贮存】置通风干燥处。

13. 犁头草

【土家药名】卡铁科巴席克查 kax tiex kox bax xir ker car

【苗药名】芮旮者料 reib nggab zhet liaob

【来源】堇菜科植物长萼堇菜 *Viola inconspicua* Blume、戟叶堇菜 *Viola betonicifolia* J. E. Sm. 及心叶堇菜 *Viola cordifolia* W. Beck. 的新鲜或干燥全草。夏季采收，洗净，鲜用或干燥。

【炮制】取原药材，除去杂质，洗净，切碎，干燥。

【成品性状】本品多皱缩成团或呈段状。主根较粗短。

长萼堇菜 叶片三角状卵形、近三角形或戟形，长 2 ～ 4cm 或更长，宽 1 ～ 3cm，基部宽心形，两侧有明显垂片，边缘有小齿。花梗略长于叶，花紫色。蒴果长圆形。

戟叶堇菜 叶丛生，灰绿色，叶长柄。完整叶片展平后呈长三角形、三角状戟形或狭披针状戟形，长 2 ～ 7cm，宽 0.5 ～ 3cm，基部戟形或略呈浅心形，稍下延，边缘有浅波状齿。花梗长于叶，花淡紫色。蒴果椭圆形。气微，味微苦。

心叶堇菜 叶片长圆状卵形或三角状卵形，长 3 ～ 8cm，宽 3 ～ 6cm，基部深心形，边缘有较密的粗齿。花淡紫色，蒴果长圆形。

【性味】

土家医 性冷，味辣、苦。

苗医 性冷，味苦、辣。

【功能主治】

土家医 赶火败毒，消肿止痛，活血疗伤，燥湿止泻。主治痈疮疔毒，丹毒，目赤肿痛，黄疸，毒蛇咬伤，跌打损伤，湿热腹泻等。

苗医 清热解毒，散瘀消肿。主治乳痈，喉痈，目赤肿痛，疮疡肿毒，刀伤出血。

【用法用量】

土家医 内服：水煎，30 ～ 50g，或捣汁。外用：适量，鲜品捣敷。

苗医 内服：煎汤，9 ～ 15g。外用：适量，鲜品捣烂敷。

【贮存】置干燥处。

14. 盘龙参

【土家药名】盘龙参 panr longr senx

【苗药名】芮光柚 reib guangd youb

【来源】兰科植物绶草 *Spiranthes sinensis*（Pers.）Ames 的根或全草。秋季采挖，除去茎叶，洗净晒干。春、夏采收全草，洗净晒干。

【炮制】取原药材，除去杂质，洗净，切段，晒干。

【成品性状】本品为不规则的段，根、茎、叶、花混合。根白色，肉质。茎圆柱形，具纵皱纹。基生叶线形至线状披针形，长 3 ～ 15cm，宽 0.3 ～ 1cm，先端钝尖，全缘，基部微抱茎；茎生叶苞片状，先端长尖。可见穗状花序呈螺旋状，花小，淡红色。气微，味淡，微甘。

【性味】

土家医 性冷，味甜、微苦。

苗医 性冷，味苦、微甜。

【功能主治】

土家医 败散血毒，滋阴气。主治小儿夏烧症（小儿夏季热），消渴，肺痨，毒蛇咬伤。

苗医 滋阴凉血，润肺止咳，益气生津。主治病后虚弱，阴虚内热，咳嗽吐血，头晕，腰酸，遗精，淋浊带下，疮疡痈肿。

【用法用量】

土家医 内服：水煎，9 ～ 15g，鲜草，15 ～ 30g。外用：适量。

苗医 内服：煎汤，9 ～ 15g。

【贮存】置阴凉干燥处。

15. 麻口皮子药

【土家药名】尔他双错布 ex tax suanx cuof duf

【来源】芸香料植物野花椒 *Zanthoxylum simulans* Hance 的根皮、茎皮。多在 4 月至 6 月剥取根、茎皮，鲜用或晒干。

【炮制】

麻口皮子药 取其茎和根，洗净，剥去外皮，切成粗丝，晒干。

雄黄水蒸麻口皮子药 取原药材置于蒸笼中，另将雄黄煎水，用其药液蒸麻口皮子药，取出，晒干。

【成品性状】

麻口皮子药 本品呈卷筒状、片状或卷曲状，厚 0.1 ～ 0.4mm。外表面棕褐色或灰褐色，具疤痕，长约 0.8cm，宽约 0.4cm。内表面浅棕色或淡黄色，光滑，断面纤维状，质轻柔韧。

雄黄水蒸麻口皮子药 同麻口皮子药。

【性味】土家医 性热，味麻、辣、涩、苦。有小毒。

【功能主治】土家医 麻醉止痛，收敛止血，赶风除湿，活血疗伤。主治脘腹疼痛，胃肠出血，风湿骨痛，跌打伤痛等。

【用法用量】土家医 内服：研末，每次 1 ～ 1.5g，或泡酒，或嚼服。外用：适量，鲜品捣敷，或塞牙缝。

【注意】孕妇慎用。

【贮存】置通风干燥处。

十二画

1. 斑鸠窝

【土家药名】铺土统 puf tux tongx

【苗药名】代芮哪莽 deb reib hlat mangl

【来源】海金沙科植物海金沙 *Lygodium japonicum*（Thunb.）Sw. 的干燥或新鲜地上部分。随时采收全草或挖根，除去杂质，洗净泥沙，切断，鲜用或晒干。

【炮制】取原药材，除去杂质，抢水洗净，稍润，切段，干燥。

【成品性状】本品为不规则的段，茎、叶混合。茎细弱，圆柱形，灰绿色至黄棕色，有白色微毛，断面中央黄色。叶纸质，两面均被细柔毛，边缘有锯齿或不规则深裂，其中营养叶类三角形，二回羽状，大羽片掌状或3裂，边缘具钝锯齿；孢子叶卵状三角形，长宽近相等，背面可见孢子囊群。气微，味淡。

【性味】

土家医　性寒，味甜。

苗医　性冷，味淡、咸。

【功能主治】

土家医　利尿排石，活血疗伤，赶火败毒。主治尿路结石，水肿病，跌打损伤，腰带疮等。

苗医　清热解毒，利尿通淋，活血化瘀。主治热淋，石淋，血淋，小便不利，水肿，湿热黄疸，泄泻。

【用法用量】

土家医　内服：水煎，15～30g。外用：适量，鲜品捣敷、涂汁，或研末调涂。

苗医　内服：煎汤，干品10～30g，鲜品30～90g。外用：适量，煎水洗，或鲜品捣敷。

【贮存】置干燥处，防潮、防霉、防蛀。

2. 喜树果

【土家药名】喜树果　xir sux gox

【来源】蓝果树科植物喜树 *Camptotheca acuminata* Decne. 的干燥果实。秋季果实成熟时采收，干燥。

【炮制】取成熟果实，除去杂质，晒干。

【成品性状】本品呈长圆形，长2～2.5cm，宽5～7mm，具三棱，先端尖，有柱头残基，基部变狭，可见着生在花盘上的椭圆形凹点痕，两边有翅。表面黄棕色至棕色，微有光泽，有纵皱纹。质韧，不易折断，断面纤维性。内有种子一枚，干缩成细条状。气微，味苦。

【性味】土家医 性凉，味苦、微涩。

【功能主治】土家医 攻毒消肿，杀虫止痒。主治恶肿，疮毒，牛皮癣。

【用法用量】土家医 内服：水煎，3 ～ 9g，或研末吞服，或制剂用。外用：适量，研末涂患处。

【注意】本品有毒，内服不宜过量，有消化道及泌尿系统疾病者慎服，孕妇忌用。

【贮存】置干燥处，防蛀。

3. 散血草

【土家药名】灭尔打皮席克查 miev dax pir xir ker car

【苗药名】锐打松 reib dad shongb

【来源】报春花科植物腺药珍珠菜 *Lysimachia stenosepala* Hemsl. 及黑腺珍珠菜 *Lysimachia heterogenea* Klatt 的干燥全草。夏季开花时采收，晒干。

【炮制】晒干。

【成品性状】本品为中段。茎下部近圆柱形，上部四棱形，通常分枝，表面黄棕色或紫棕色，质柔韧，不易折断，断面中空。根须状，细长。叶对生，茎上部叶通常互生，多破碎，完整叶片展平后呈披针形至卵状披针形，长 4 ～ 10cm，宽 0.8 ～ 4cm，表面棕绿色或棕褐色，先端急尖或渐尖，基部渐狭，无柄或具短柄。总状花序顶生或腋生。气微，味微苦。

【性味】

土家医 性微冷，味苦、辣。

苗医 性平，味苦、涩。

【功能主治】

土家医 活血疗伤，通经止痛，败毒排脓，赶火消肿。主治跌打损伤，痛经，破骨流痰，黑眼疔等。

苗医 活血调经，利尿通淋，解毒消肿。主治月经不调，崩漏下血，热淋，乳蛾。

【用法用量】

土家医 内服：水煎，30～50g，或研末服。外用：适量，鲜品捣敷。

苗医 内服：煎汤，15～30g。外用：适量，鲜品捣敷。

【贮存】置通风干燥处。

4. 朝天一炷香

【土家药名】所那致 sox nax zif

【苗药名】芮夺格 reib dol giel

【来源】菊科植物一枝黄花 *Solidago decurrens* Lour. 的干燥全草。秋季花果盛期采收，除去泥沙，晒干。

【炮制】取原药材，除去杂质，喷淋清水，切中段，干燥，筛净灰屑。

【成品性状】本品为中段。茎圆柱形，直径1.5～5mm，外表面紫红色至棕红色或绿棕色，具纵棱线，切面黄白色，中央有类白色髓。叶片多皱缩和破碎，展平后可见边缘全缘或具浅锯齿。头状花序球形，直径约5mm；总苞片披针形，棕黄色至黄褐色；花细长，黄褐色，花冠常已脱落，冠毛细丝状，黄白色。果实细小，棕褐色。质坚。气微，味苦。

【性味】

土家医 性冷，味辣、苦。

苗医 性冷，味苦。

【功能主治】

土家医 祛风解表，清热解毒，消积止呕。主治感冒头痛，腹胀呕吐，无名肿毒。

苗医 疏风泄热，解毒消肿，退黄疸。主治风热感冒，头痛，咽喉肿痛，肺热咳嗽，百日咳，黄疸，痈肿疮疖。

【用法用量】

土家医 内服：水煎，10 ～ 15g。外用：适量，捣敷患处。

苗医 内服：煎汤，干品 9 ～ 15g，鲜品 20 ～ 30g。外用：适量，鲜品捣烂外敷，或煎汁搽。

【注意】脾胃虚寒，大便溏薄者慎用。孕妇慎服。

【贮存】置干燥处，防潮、防霉、防蛀。

5. 棕树根

【土家药名】哭若几那 kuf rof jix lar

【来源】棕榈科植物棕榈 *Trachycarpus fortunei*（Hook.）H. Wendl. 的根。全年均可采挖，洗净，鲜用或晒干。

【炮制】取原药材，除去杂质，洗净，切段，鲜用或晒干。

【成品性状】本品呈圆柱形段状。表面棕黄色至棕褐色，直径 0.1 ～ 0.5cm，质脆易断，断面黄白色，气微，味辛、微涩。

【性味】土家医 性冷，味辣、涩。

【功能主治】土家医 活血下胎，赶火止血，固精止遗。主治摆红，倒经，男子跑马，可用于打胎引产。

【用法用量】土家医 内服：水煎，30 ～ 60g。外用：适量，鲜品捣敷。

【注意】孕妇禁用。

【贮存】置干燥处，防潮、防霉、防蛀。

6. 紫金沙

【土家药名】卡替克阿十热书 kax tix kox ar sif rer sur

【来源】伞形科植物拐芹 *Angelica polymorpha* Maxim. 的干燥根。秋、冬二季采挖，晒干。

【炮制】取原药材，除去杂质，洗净，切厚片，干燥。

【成品性状】本品呈不规则圆形厚片，直径 1.5 ～ 5cm。表面黄褐色至棕褐色，具多数纵皱纹及横长皮孔，有的有紫褐色或黄绿色茎、叶残基。质较硬。切面黄白色至黄棕色，有裂隙，形成层明显，皮部有棕色油点，挤压有棕色油状物渗出。气香特异，辛香清凉，味甘、辛辣、苦。

【性味】土家医 性温，味辛、微苦。

【功能主治】土家医 温中散寒，理气止痛，活血消肿。主治胃脘痛，腹痛，风湿痹痛，跌打损伤。

【用法用量】土家医 内服：3 ～ 6g，煎服或泡茶饮用。

【贮存】置干通风燥处，防蛀。

7. 景天三七

【土家药名】灭尔屁席克查 miev pif xir ker car

【苗药名】芮包几达 reib baob jid das

【来源】景天科植物费菜 *Phedimus aizoon*（L.）'t Hart 的全株。

夏、秋二季采挖，除去泥沙，晒干。

【炮制】取原药材，除去杂质，抢水洗净，沥干，切段，干燥。

【成品性状】为中段。根茎略呈块状，表面灰棕色，根粗细不等，质硬，断面呈暗棕色或类灰白色。茎圆柱形，表面暗棕色或紫棕色，有纵棱，质脆，切面常中空。叶互生或近对生，几无柄，叶片皱缩，展平后呈长披针形至倒披针形，灰绿色或墨绿色，先端渐尖，基部楔形，边缘上部有锯齿，下部全缘。有的可见聚伞状花序。气微，味微酸。

【性味】

土家医 性微热，味酸。

苗医 性平，味甜。

【功能主治】

土家医 收敛止血，活血疗伤，生肌敛疮，败毒消肿。主治多种出血，跌打损伤，水火烫伤，毒蜂蜇伤等。

苗医 散瘀止血，宁心安神，解毒。主治吐血，衄血，便血，崩漏，外伤出血，心悸，失眠，紫斑，毒虫蜇伤等。

【用法用量】

土家医 内服：水煎，6 ～ 10g。

苗医 内服：煎汤，15 ～ 30g，鲜品加倍。外用：适量，鲜品捣敷或研末撒敷。

【注意】脾胃虚寒之人慎用。

【贮存】置干燥处，防潮、防霉、防蛀。

8. 黑骨藤

【苗药名】那几挖肉 lat gind vab rout

【来源】萝藦科植物黑龙骨 *Periploca forrestii* Schltr. 的根或全株。秋、冬季采集，洗净晒干。

【炮制】取原药材，除去杂质，洗净，切厚片，晒干。

【成品性状】表面黑褐色或者深棕色，有较深的皮孔及枝根痕。栓皮呈鳞片状剥离。内皮白色，粉质。木部发达，淡黄色，较平滑，具旋钮状纹。质坚硬，易折断，断面黄白色，不整齐。气微香，味苦。

【性味】苗医 性热，味辣、苦。有小毒。

【功能主治】苗医 舒筋活血，祛风除湿。主治风湿痹痛，闭经，乳痈，跌打损伤，骨折，口腔炎，胃痛，消化不良，疟疾。

【用法用量】苗医 内服：煎汤，3 ～ 6g。外用：适量，捣烂外敷。

【贮存】置通风干燥处。

9. 铺地白（铺地香）

【土家药名】阿石里迷 ar sir liv mir

【苗药名】芮麻莽 reib mal mangs

【来源】菊科植物大丁草 *Leibnitzia anandria*（L.）Turcz. 的全草。开花前采收全草，洗净，晒干。

【炮制】取原药材，除去杂质，洗净，切断，干燥。

【成品性状】本品为叶、茎、根切碎的不规则段，枯绿色。根茎上生多数细须根。基生叶丛生，莲座状，叶片展开呈椭圆状宽卵形，长 2 ～ 5.5cm，先端钝圆，基部心形，边缘浅齿状。花葶有的具白色蛛丝毛，有条形苞叶。头状花序，瘦果纺锤形，两端收缩。气微，味辛辣、苦。

【性味】

土家医 性冷，味苦、辣。

苗医 性冷，味苦、涩。

【功能主治】

土家医 赶火退烧，燥湿止泻，通络止痛，败毒消肿。主治小儿高热，湿热泄泻，风湿麻木，关节肿痛，毒蛇咬伤等。

苗医 消食化积，行气止痛，清热解毒，止血消肿。主治肠炎，痢疾，腹痛，尿路感染，风湿关节痛，痈疖肿毒，外伤出血，虫蛇咬伤。

【用法用量】

土家医 内服：水煎，15 ～ 30g。外用：适量，捣敷。

苗医 内服：煎汤，15 ～ 30g，或泡酒。外用：适量，捣敷。

【贮存】置干燥处，防潮、防霉。

10. 湘西皮子药

【土家药名】湘西卡他爬要 xianx xix kar tax par yaof

【苗药名】赊丈摆 shand zangb nbeat

【来源】海桐花科植物海金子 *Pittosporum illicioides* Makino 的根皮与茎皮。夏、秋二季挖根，趁鲜剥皮，随时采茎，晒干。

【炮制】取原药材，除去杂质，洗净泥沙，润透，切丝片，干燥，筛去灰屑。

【成品性状】呈板片状或卷筒状丝片。外表面棕褐色，散有椭圆形红棕色皮孔，内表面棕黄色至黄白色，光滑。质较脆，易折断，断面黄白色，略呈层状。气微，味苦、微涩。

【性味】

土家医 性热，味苦、辣。

苗医 性冷，味苦、辣。

【功能主治】

土家医 赶寒除湿，赶风止痒，疗伤接骨，败毒消肿。主治寒湿身痛，风坨，咳嗽，胃痛，牙痛，跌打骨折，四肢乏力，毒蛇咬伤等。

苗医 镇静，安神，补虚，降压。主治神经衰弱，失眠多梦，体虚遗精，高血压。

【用法用量】

土家医 内服：水煎，15 ～ 30g，或泡酒。外用：适量，捣敷，或煎水洗，或研末调搽。

苗医 内服：煎汤，15 ～ 30g，或浸酒。外用：适量，鲜品捣烂外敷。

【贮存】置通风干燥处。

11. 隔山消

【土家药名】首乌阿石 soux wux ar sir

【苗药名】比共记 bid gongd jid

【来源】萝藦科植物隔山消 *Cynanchum wilfordii*（Maxim.）Hemsl. 或牛皮消 *Cynanchum auriculatum* Royle ex Wight 的干燥块根。秋后采挖，洗净，切片，晒干。

【炮制】

隔山消 取原药材，洗净，除尽栓皮，润透，切厚片，干燥。

米炒隔山消（土家医） 先将锅烧热，加入规定量大米，用中火炒至冒烟时，投入净隔山消饮片，拌炒至米呈焦黄色或焦褐色，饮片表面呈黄白色至浅黄褐色时，及时取出，筛去大米，放凉（隔山消 100kg，大米 30kg）。

土炒隔山消（土家医） 先将灶心土研细，取规定量土粉撒入锅中，用中火炒热，投入净隔山消饮片，炒至表面呈土黄色或浅黄褐色，挂土粉并透出香气时，及时取出，筛去土粉，放凉（隔山消 100kg，灶心土 25kg）。

麸炒隔山消 先将锅用武火加热，均匀撒入规定量麦麸皮，待冒烟时，投入净隔山消饮片，快速翻炒，至表面呈黄白色，有的出现少量黄褐色焦斑点时取出，筛去麦麸皮，放凉（隔山消 100kg，麦麸皮 15kg）。

【成品性状】

隔山消 本品呈类圆形的厚片，直径 0.8 ～ 4cm，外表皮黄褐色或淡黄棕色，有的可见横长皮孔。切面类白色或黄白色，粉性，可见多呈放射状排列的黄色小孔。质坚硬。气微，味微甘而后苦。

米炒隔山消 本品形同隔山消，切面黄白色至浅黄褐色，偶见焦斑，皮部与木质部偶有裂隙，有焦香气。

土炒隔山消 本品形如隔山消，切面呈均一的土黄色或浅黄褐色，皮部与木质部偶有裂隙，略有焦香气。

麸炒隔山消 本品形如隔山消，切面黄白色，偶见焦斑，皮部与木质部偶有裂隙，有焦香气。

【性味】

土家医 性微温，味甜、苦。有小毒。

苗医 性微热，味甜、苦。有小毒。

【功能主治】

土家医 健胃导滞，解毒利湿。主治食积，腹痛，腹胀，胃脘痛，急、慢性胁痛，腹水，腰腿疼痛。

苗医 养阴补虚，健脾消食。主治虚损劳伤，痢疾，疳积，胃痛饱胀，白带，疮癣。

【用法用量】

土家医 内服：水煎，6～10g。

苗医 内服；煎汤，9～15g，鲜用加倍。外用：适量，捣烂敷或磨汁涂搽。

【注意】内服不宜过量。

【贮存】置干燥处，防潮、防霉、防蛀。

十三画

1. 雷公高

【土家药名】筛桶卡 saix tongx kax

【来源】樟科植物山胡椒 *Lindera glauca*（Siebold & Zucc.）Blume 的干燥根或茎叶。秋季采收，除去泥土杂质，晒干。

【炮制】取原药材，除去杂质，洗净，润透，切片，晒干。

【成品性状】为中段。茎呈圆柱形。枝的表面黄绿色，切面类白色。叶呈宽丝状，近革质，边全缘，质较韧。气微，味微苦。

【性味】土家医 性热，味苦、辣。

【功能主治】土家医 赶气消胀，赶风散寒，除湿止痛，活血疗伤。主治脘腹胀痛，风寒头痛，寒湿关节痛，跌打损伤等。

【用法用量】土家医 内服：煎汤，10～15g。外用：适量，研末调敷。

【贮存】置通风干燥处。

2. 锦鸡儿

【土家药名】恰亏哈卡普 diar kuir har kax pux

【来源】豆科植物锦鸡儿 *Caragana sinica*（Buc'hoz）Rehder 的干燥根皮或根。全年可采，除去地上部分及须根，刮去外皮，洗净，晒干或除去木心晒干。

【炮制】

锦鸡儿 取原药材，除尽杂质及栓皮，洗净，稍润切短段，干燥。

醋锦鸡儿 取锦鸡儿段，置锅中炒热，淋入食醋，炒干，取出放凉。醋制后增强其收敛性。

【成品性状】

锦鸡儿 为半卷筒形丝片，厚 3 ～ 7mm。外表面淡黄色，有不规则的细纹和棕褐色的横长皮孔样疤痕；内表面淡棕色，有细纵纹；切面淡黄色或棕黄色，略显粉性。质坚脆。气微香，味苦，嚼之微有豆腥味。

醋锦鸡儿 形同锦鸡儿，有醋气。

【性味】土家医 性热，味辣、甜、淡。

【功能主治】土家医 补虚健脾，益气养血，温阳赶寒，活血通筋，利尿化浊。主治虚劳倦怠，肺虚久咳，妇女血崩，白带，乳少，风湿骨痛，痛风，半身不遂，跌打损伤等。

【用法用量】土家医 内服：水煎，15 ～ 30g。外用：适量，捣烂外敷。

【贮存】置通风干燥处，防蛀。

3. 满天星

【土家药名】墨那大思布利席克查 mrf naf dax six buf lix xir ker car

【苗药名】芮巴介 reid bad njel、代则 deb nzheil

【来源】伞形科植物天胡荽 *Hydrocotyle sibthorpioides* Lam. 的干燥全草。夏、秋二季采集，除去杂质，洗净，鲜用或晒干。

【炮制】取药材，除去杂质，洗净，切段，干燥。

【成品性状】本品呈长短不一的段。根细小，圆柱形，外表皮淡黄色或灰黄色。茎弯曲，外表皮黄绿色或淡棕色，节处残留细根或根痕。叶多皱缩破碎，完整叶片展平后呈圆形或近肾形，掌状，5～7 浅裂或裂至叶片中部，淡绿色，叶柄呈扭曲状。伞形花序偶见。可见双悬果。气香，味淡。

【性味】

土家医 性冷，味淡、微苦。

苗医 性冷，味苦、辣。

【功能主治】

土家医 利尿排石，消水退肿，赶火败毒，明目退翳。主治尿路结石，臌胀，毒蛇咬伤，火眼目翳等。

苗医 清热，利尿，消肿，解毒。主治黄疸，赤白痢疾，淋病，小便不利，目翳，喉肿，痈疽疔疮，跌打瘀肿，急性黄疸型肝炎，急性肾炎，百日咳，尿路结石，脚癣，带状疱疹，结膜炎，丹毒。

【用法用量】

土家医 内服：水煎，15～30g，鲜品加倍。外用：适量，捣敷。

苗医 内服：煎汤，9～15g。

【贮存】置阴凉干燥处。

4. 满坡香（珍珠香）

【土家药名】八付你香 bar huf nix xianx

【苗药名】芮患徕 reib huanb nex

【来源】败酱科植物缬草 *Valeriana officinalis* L. 或宽叶缬草 *Valerianaofficinalis* L. var. *latifolia* Miq. 的根。夏、秋二季采挖，除去茎叶及泥沙，晒干。

【炮制】取原药材，除去杂质，抢水洗净，稍润，切厚片，晾干。

【成品性状】本品呈不规则的厚片。外表皮灰棕色，切面黄白色至棕色，有的中空或中心絮状。气特异，味微苦、辛。

【性味】

土家医 性热，味辣、苦。

苗医 性热，味麻、涩。

【功能主治】

土家医 活血溜胎，赶风散寒，疗伤止痛，镇静安神，主治痛经，经闭，脘腹胀痛，消化不良，水泻，风寒头痛，跌打伤痛，情志内郁所致心神不安、心慌失眠，可用于避孕。

苗医 安心神，祛风湿，行气血，止痛。主治心神不安，心悸失眠，癫狂，风湿痹痛，脘腹胀痛，痛经，经闭，跌仆损伤。

【用法用量】

土家医 内服：水煎，6 ～ 15g。外用：适量，鲜品捣敷，或泡酒搽。

苗医 内服：煎汤，3 ～ 30g，或研末，或浸酒。外用：适量，研末调敷。

【贮存】置通风阴凉处。

十四画

1. 酸筒梗

【土家药名】迷米咚咚 mif mix dongr dongx

【苗药名】芮斗斗削 reib doud doud xob

【来源】廖科植物虎杖 *Reynoutria* japonica Houtt. 的干燥根茎及根。春、秋二季采挖，除去须根，洗净，趁鲜切短段或厚片，晒干。

【炮制】取原药材，除去杂质，洗净，润透，切厚片，或趁鲜切片，干燥，筛去碎屑。

【成品性状】多为圆柱形段片或不规则厚片。外皮棕褐色，有纵皱纹及须根痕，切面皮部较薄，木部宽广，棕黄色，射线放射状，皮部与木质部较易分离。根茎髓中有隔或呈空洞状。质坚硬。气微，味微苦、涩。

【性味】

土家医 性冷，味酸、苦。

苗医 性微冷，味苦。

【功能主治】

土家医 除湿退黄，赶火止咳，泻下通便，败毒敛疮。主治黄疸病，肺热咳嗽，大便秘结，水火烫伤等。

苗医 活血散瘀，祛风通络，清热利湿，解毒。主治妇女经闭，痛经，产后恶露不下，跌仆损伤，风湿痹痛，湿热黄疸，淋浊带下，疮疡肿毒，毒蛇咬伤，水火烫伤。

【用法用量】

土家医 内服：水煎，10 ～ 15g，或泡服。外用：适量，磨汁或研末调涂。

苗医 内服：煎汤，10 ～ 15g，或浸酒，或入丸、散剂。外用：适量，研末调敷，或煎浓汁湿敷，或熬膏涂搽。

【注意】孕妇禁用。

【贮存】置干燥处，防潮、防霉、防蛀。

2. 蜘蛛香

【土家药名】补此香 bux cix xianx

【苗药名】攻包汝 ngongd baod yut

【来源】败酱科植物蜘蛛香 *Valeriana jatamansi* Jones 的干燥根及茎。秋季采挖，除去泥沙，晒干。

【炮制】取原药材，除去杂质，抢水洗净，切厚片，干燥。

【成品性状】为类圆形厚片，略扁。切面灰棕褐色，可见筋脉点（维管束）排列成环。周边灰褐色，可见明显紧密的不规则环节及突起的点状根痕。质坚实，易折断。具特异香气，味微苦、辛。

【性味】

土家医 性温，味辛、苦。

苗医 性热，味香、辣、微苦。

【功能主治】

土家医 散寒毒，止疼痛。主治寒气头痛，肚肠冷痛，腰腿冷痛。

苗医 通气止痛，散寒除湿，散血调经。主治脘腹胀痛，胃寒气痛，风湿痹痛，风寒感冒，呕吐，月经不调，跌打损伤。

【用法用量】

土家医　内服：水煎，3～6g。

苗医　内服：煎汤，10～30g，或研末吞服，或炖酒服。外用：适量，研末调敷。

【注意】阳虚气弱者及孕妇忌用。

【贮存】置干燥处，单独密闭保存，防潮、防蛀。

3. 算盘子

【苗药名】杜木协　dub mloul xeib

【来源】大戟科植物算盘子 *Glochidion puberum*（L.）Hutch. 的果实。秋季采摘，拣净杂质，晒干。

【炮制】取原药材，洗净，晒干，果实捣碎。

【成品性状】蒴果扁球形，形如算盘珠，常具8～10条纵沟。红色或红棕色，被短绒毛，先端具环装稍伸长的宿存花柱，内有数颗种子。种子近肾形，具纵棱，表面红褐色。气微，味苦、涩。

【性味】苗医　性冷，味苦、涩。有小毒。

【功能主治】苗医　清热利湿，解毒利咽，行气活血。主治痢疾，泄泻，黄疸，疟疾，淋浊，带下，咽喉肿痛，牙痛，疝痛，产后腹痛。

【用法用量】苗医　内服：煎汤，9～15g。

【贮存】置干燥处。

4. 獐牙菜

【土家药名】借克欸克嫔席克查　jief keif keix xir ker car

【**苗药名**】锐怪英 reib ghueb yend

【**来源**】龙胆科植物獐牙菜 *Swertia bimaculata*（Siebold & Zucc.）Hook. f. & Thomson. ex C. B. Clarke 的干燥全草。秋季花果期采收，除去泥沙，晒干。

【**炮制**】取原药材，除去杂质，喷淋清水，稍润，切段，晾干。

【**成品性状**】本品茎为 1 ～ 1.5cm 的小段，可见较多的花叶碎片。根较少。茎圆柱形，直径 0.3 ～ 0.8cm，具四棱。叶多皱缩或破碎，具叶脉 3 ～ 5 条，弧形，最上部叶苞叶状。花梗较粗，花萼与花冠均为 5 瓣，花冠上部具多数棕色小点，中部具 2 个棕褐色圆形大腺斑。蒴果卵圆形，种子多数，细小。气微，味苦。

【**性味**】

土家医 性冷，味苦。

苗医 性冷，味苦。

【**功能主治**】

土家医 赶火止泻，除湿退黄，败毒消肿，调经。主治湿热泻痢，黄疸病，蛾子，月经不调等。

苗医 清热解毒，利湿，疏肝利胆。主治急、慢性肝炎，胆囊炎，感冒发热，咽喉肿痛，牙龈肿痛，尿路感染，肠胃炎，痢疾，火眼，小儿口疮。

【**用法用量**】

土家医 内服：水煎或研末冲服，10 ～ 15g。外用：适量，捣敷。

苗医 内服：煎汤 10 ～ 15g，或研末冲服。外用：适量，捣敷。

【**贮存**】置阴凉干燥处。

5. 辣姜子（木姜子）

【土家药名】 巴梭尔 bax sox ex

【苗药名】 比岗 bid ghangx

【来源】 樟科植物山鸡椒 *Litsea cubeba*（Lour.）Pers. 的果实或根。全年可采，除去泥土，晒干或洗净，切片。

【炮制】

辣姜子 9 月至 10 月果实成熟时采摘，晒干

辣姜子根 除去杂质，粗细分开，洗净，润透，切厚片，干燥。

【成品性状】

辣姜子 果实呈圆球形或椭圆形，长 5 ～ 10mm，直径约 5mm，表面黑褐色，基部可见约 1cm 长的果柄，果核硬脆，内含种子 1 枚，富油性。气芳香，味辛凉。

辣姜子根 本品呈近圆形的厚片，表面灰棕色，质坚硬，不易折断，皮部浅棕色，较薄，木部灰白色，气香，味微辣。

【性味】

土家医 性热，味辣、微苦。

苗医 性热，味辛、微苦。

【功能主治】

土家医 温中止痛，散寒发表，赶气消胀，赶风通络等。主治脘腹疼痛，食滞腹胀，呕吐泄泻。

苗医 温中止痛，行气活血，平喘，利尿。主治脘腹冷痛，食积气胀，反胃呕吐，暑湿吐泻，寒疝腹痛，哮喘，寒湿水臌，小便不利，小便浑浊，牙痛，寒湿痹痛，跌打损伤。

【用法用量】

土家医 内服：水煎，5～10g，或研末，1～2g。外用：研末，调涂。

苗医 内服：煎汤，3～10g，或研末，1～2g。外用：适量，研末撒或调敷。

【注意】实热及阴虚火旺者忌用。

【贮存】置干燥处。

6. 辣蓼草

【土家药名】趴古席克查 pax gux xir ker car

【苗药名】芮色杂 reib shend zhal

【来源】蓼科植物水蓼 *Persicaria hydropiper*（L.）Spach 或伏毛蓼 *Persicaria pubescens*（Blume）H. Hara 的干燥全草。夏、秋季开花时采集，除去泥土，晒干。

【炮制】取原药材，除去杂质，抢水洗净，稍润，切中段，干燥。

【成品性状】为中段。根纤细，表面灰棕色或紫褐色。茎类圆形，表面灰绿色或紫红色，有细棱节膨大，质脆，切面浅黄棕色。叶片皱缩或破碎，黄绿色或棕黄色，两面被粗毛，有棕黑色斑点，托叶鞘筒状，膜质。有的可见穗状花序，花梗细长。气微，味辣。

【性味】

土家医 性温，味辛。有小毒。

苗医 性热，味辣。

【功能主治】

土家医 赶火燥湿，赶食化积，败毒消肿，杀虫止痒，发汗解毒，止血。主治湿热腹泻，痢疾，食滞，小儿疳积，毒蛇咬伤，皮肤瘙痒，带下阴痒，湿疹，风疹，沙虫脚，痛经，外感发热，恶寒无汗，头痛，身痛，风湿痹痛，跌打外伤出血，便血等。

苗医 解毒，除湿，散瘀，止血。主治痢疾，泄泻，乳蛾，疟疾，风湿痹痛，崩漏，痈肿疔疮，瘰疬，毒蛇咬伤，湿疹，脚癣，外伤出血。

【用法用量】

土家医 内服：水煎，15 ～ 30g。外用：适量，煎水洗或捣敷。

苗医 内服：煎汤，9 ～ 30g，或入丸、散剂。外用：适量，捣烂外敷，或煎水洗、漱。

【贮存】置干燥处。防潮。

7. 翠云草

【土家药名】吉爬伸席克查 jir par cenx xir ker car

【苗药名】芮九夹绒 reib jout jad rougx

【来源】卷柏科植物翠云草 *Selaginella uncinata*（Desv.）Spring 的干燥全草。全年可采收，除去泥沙和杂质，晒干。

【炮制】取原药材，除去杂质，抢水洗净，切段，干燥。

【成品性状】本品呈长 1 ～ 1.5cm 的段。主茎纤细，直径 0.1 ～ 0.2cm，有纵棱，淡黄色或黄绿色。主茎上叶较大，疏生，卵形或卵状椭圆形，全缘。分枝上的叶密生，二型，孢子囊穗四棱柱形，长约 1cm，生于枝端。质较柔嫩。略具草腥气，味微甘、微涩。

【性味】

土家医 性凉，味甜、淡。

苗医 性冷，味淡、微苦。

【功能主治】

土家医 清热利湿，止咳止血，消肿止痛。主治湿热黄疸，泻痢，水肿，肺热咳嗽，咯血，跌打损伤，风湿痹痛，喉痈；外用于骨折，外伤出血，烧烫伤，痔漏，疮痈肿毒。

苗医 清热利湿，解毒，止血。主治黄疸，痢疾，泄泻，水肿，淋病，筋骨痹痛，吐血，咯血，便血，外伤出血，烫火伤，蛇咬伤。

【用法用量】

土家医 内服：水煎，10～30g，鲜品可用至60g。外用：适量，研末调敷，或鲜品捣敷。

苗医 内服：煎汤，干品10～30g，鲜品可用至60g。外用：适量，晒干或炒炭存性，研末调敷，或鲜品捣敷。

【贮存】置阴凉干燥处。

十五画

1. 樟树皮

【土家药名】糯冲卡 of congx kar

【苗药名】各绞努标 ghob giaot ndut blol

【来源】樟科植物樟 *Camphora officinarum* Nees 的树皮。随时采收，刮去粗皮，鲜用或晾干。

【炮制】剥取树皮，刮去粗皮，切段，鲜用或干燥。

【成品性状】本品呈段片状。树皮表面略光滑，呈黄褐色、灰褐色或褐色，有纵裂沟缝。有樟脑气，味辛、苦。

【性味】

土家医 性热，味辣、微苦。

苗医 性热，味麻。

【功能主治】

土家医 赶气消胀，温中止痛，活血疗伤，赶风除湿。主治脘腹胀满，胃脘冷痛，跌打损伤，风湿身痛等。

苗医 温中理气，祛风止痛，活血通络。主治胃脘疼痛，霍乱吐泻，风湿痹痛，跌扑伤痛，风寒头痛，皮肤瘙痒。

【用法用量】

土家医 内服：水煎，15 ～ 30g，或泡酒。

苗医 内服：煎汤，20 ～ 30g。外用：适量，水煎外洗。

【注意】孕妇禁服。

【贮存】置干燥处。

2. 燕双飞

【土家药名】麦查苦里捏龙日阿 mef cax kux lix niex longx rax

【来源】兰科植物细叶石仙桃 *Pholidota cantonensis* Rolfe 的干燥全草。全年均可采收，鲜用或用开水烫后晒干备用。

【炮制】取原药材，洗净，润软，切段，干燥。

【成品性状】本品呈根、茎、叶混合的段状。根茎直径 1.5 ～ 8mm，表面有干枯的膜质鳞叶，下侧有须状细根，上侧节处有数个长卵形假鳞茎，假鳞茎长 0.8 ～ 2cm，直径 0.4 ～ 0.9cm，顶端有叶 2 枚，长 1 ～ 8cm，宽 4 ～ 12mm，黄绿或绿色，具数条平行脉。叶皱缩，全缘，绿色。总状花序，多已破碎，白色或淡黄色。气微，味淡。

【性味】 土家医 性微冷，味微甜、微涩、微苦。

【功能主治】 土家医 养阴润肺，赶火止咳，收敛止血，赶风除湿。主治肺痨干咳，肺热咳嗽，月经过多，风湿关节痛等。

【用法用量】 土家医 内服：煎汤，30 ～ 60g。外用：适量，鲜品捣敷。

【贮存】 置干燥处。